国家卫生和计划生育委员会"十二五"规划教材
全国高等医药教材建设研究会"十二五"规划教材
全国高职高专院校教材

供检验技术专业用

U0276267

免疫学检验实验指导

主 编 林逢春 石艳春

副主编 孙中文 夏金华 王 挺

编 者（以姓氏笔画为序）

马各富（昆明医科大学第二附属医院） 吴 静（福建卫生职业技术学院）

王 挺（南阳医学高等专科学校） 旷兴林（重庆医药高等专科学校）

王志敏（乌兰察布医学高等专科学校） 陆小琴（雅安职业技术学院）

方 芳（吉林医药学院） 林逢春（楚雄医药高等专科学校）

石艳春（内蒙古医科大学） 周秀萍（湖南医药学院）

代荣琴（沧州医学高等专科学校） 赵晋英（邵阳医学高等专科学校）

任来峰（山西医科大学汾阳学院） 姜世君（大庆医学高等专科学校）

刘琳琳（山东医学高等专科学校） 莫 非（上海健康职业技术学院）

孙中文（苏州卫生职业技术学院） 夏金华（广州医科大学卫生职业技术学院）

李 睿（菏泽医学专科学校） 龚丽坤（楚雄州人民医院）

李燕琼（楚雄医药高等专科学校）

人民卫生出版社

图书在版编目（CIP）数据

免疫学检验实验指导/林逢春,石艳春主编.—北京：
人民卫生出版社,2015

ISBN 978-7-117-20331-9

Ⅰ.①免…　Ⅱ.①林…②石…　Ⅲ.①免疫学-医学
检验-医学院校-教学参考资料　Ⅳ.①R446.6

中国版本图书馆 CIP 数据核字（2015）第 035053 号

人卫社官网　**www.pmph.com**	出版物查询,在线购书	
人卫医学网　**www.ipmph.com**	医学考试辅导,医学数据库服务,医学教育资源,大众健康资讯	

免疫学检验实验指导

主　　编：林逢春　石艳春
出版发行：人民卫生出版社（中继线 010-59780011）
地　　址：北京市朝阳区潘家园南里 19 号
邮　　编：100021
E – mail：pmph @ pmph.com
购书热线：010-59787592　010-59787584　010-65264830
印　　刷：北京市艺辉印刷有限公司
经　　销：新华书店
开　　本：850×1168　1/16　印张：10
字　　数：275 千字
版　　次：2015 年 4 月第 1 版　2023年5月第 1 版第 12 次印刷
标准书号：ISBN 978-7-117-20331-9/R · 20332
定　　价：20.00 元

打击盗版举报电话：**010-59787491　E-mail：WQ @ pmph.com**
（凡属印装质量问题请与本社市场营销中心联系退换）

免疫学检验作为医学检验技术专业的一门重要的专业课程,在临床实践中的地位越来越重要。随着新型免疫检验方法和技术不断涌现,对教材也提出了新的要求。本书作为全国高职高专学校医学检验技术专业规划教材《免疫学检验》的配套教材,具有鲜明的高等职业教育特色,可供高职高专医学检验技术专业学生、教师及临床医务工作者学习参考使用。

本书适应职业教育的发展要求,突出培养学生动手能力,以提高实践操作技能为核心,力求使学生具备扎实的实践操作技能,能够胜任从事临床免疫学检验工作的需要。全书内容按照学生循序渐进的认知特点进行科学、合理的调整,结合目前临床的实际需要,删除部分陈旧淘汰的实验项目,补充了临床免疫学诊断的新方法、新技术,力求反映免疫学检验的最新趋势,同时兼顾全面、系统的知识体系。教材共包含31 个实验项目,不仅包含免疫学中经典、传统的实验内容(如凝集反应玻片法、试管法、微量板法),而且还对新应用的技术、方法、仪器详细介绍。同一检测项目介绍了不同的实验方法(如 ASO 的检测既可采用胶乳凝集试验定性、也可采用免疫胶乳比浊法定量检测,"乙肝两对半"的检测既可用 ELISA 实验、也可以采用时间分辨荧光免疫分析法);不同检测项目也可采用相同的试验方法(如 ASO、RF 的定性检测)以便比较学习。为适应免疫检验技术的新发展,单设模块对发展较快的免疫检验仪器分析技术在临床检测中的应用进行了详细介绍,包括检验仪器的结构性能、基本操作、注意事项、维护保养等。各实验项目包括实验目的、实验原理、实验材料、实验步骤、实验结果、注意事项、目标测试等,方便学生学习和实际应用。实验目的使重点更加突出,实验步骤叙述简明扼要、条理清楚、结构完整,复习题对知识点进行了归纳梳理,便于学生对内容的理解和掌握。书后附有免疫学实验常用试剂及溶液的配制、微量加样器质控及校准标准操作程序,方便查阅。

该教材凝聚了 20 所知名院校专业骨干教师的心血与汗水,也得到了临床一线多名医务工作者的参与和帮助。在此对参与编写人员表示衷心的敬意和感谢。由于免疫学检验发展快、内容多,时间紧、任务重,本书难免存在疏漏与缺陷,敬请广大师生批评指正并提出宝贵修改意见,以便再版时进行修订、补充和完善。

林逢春　石艳春

2015 年 2 月

第一单元 抗体制备技术及超敏反应实验 ·· 1

　实验一 志贺菌抗血清制备 ·· 1

　实验二 豚鼠过敏反应试验 ·· 7

第二单元 免疫凝集类检验技术 ··· 10

　实验三 细菌鉴定试验（玻片法）··· 10

　实验四 肥达反应试验（试管法）··· 13

　实验五 肥达反应试验（微量板法）··· 18

　实验六 梅毒 TRUST 检测 ··· 22

　实验七 抗链球菌溶血素"O"和类风湿因子的定性检测（胶乳凝集试验）······· 25

第三单元 免疫沉淀类检验技术 ··· 29

　实验八 血清 IgG、IgA、IgM 定量检测（透射比浊法）····································· 29

　实验九 C3、C4 定量检测（速率散射比浊法）··· 33

　实验十 抗链球菌溶血素"O"定量检测（免疫胶乳比浊法）······························· 36

第四单元 酶免疫检验技术 ··· 39

　实验十一 HBsAg 检测（ELISA 双抗体夹心法）··· 39

　实验十二 HBsAb 检测（ELISA 双抗原夹心法）··· 42

　实验十三 HBeAb 和 HBcAb 检测（ELISA 竞争法）······································· 46

　实验十四 抗 HAV-IgM 和抗 HEV-IgM 检测（ELISA 捕获法）························· 51

　实验十五 抗 HCV-IgG 的检测（ELISA 间接法）··· 57

第五单元 其他免疫标记技术 ··· 61

　实验十六 乙肝两对半定量检测（时间分辨荧光免疫分析法）·························· 61

　实验十七 抗核抗体（ANA）检测（间接荧光染色体技术、免疫印迹法）·········· 67

　实验十八 HCG 检测（斑点金免疫层析技术）··· 73

　实验十九 血清甲胎蛋白（AFP）测定（半自动化学发光酶免疫分析）·············· 77

第六单元 T 细胞免疫检测技术 ··· 80

　实验二十 外周血中单个核细胞分离 ··· 80

　实验二十一 T 淋巴细胞转化试验（微量全血法）··· 84

　实验二十二 T 细胞亚群检测（流式细胞仪法）··· 87

第七单元 其他免疫检验技术 ··· 91

　实验二十三 抗中性粒细胞胞浆抗体检测（免疫荧光抗体技术）······················· 91

　实验二十四 过敏原检测（免疫印迹检测人血清特异性 IgE）···························· 95

　实验二十五 优生优育抗体检测（弓形虫、巨细胞病毒 IgM/IgG 抗体检测）······· 99

第八单元　免疫检验仪器分析技术 ································· 103

实验二十六　酶标仪检测技术 ································· 103

实验二十七　洗板机应用技术 ································· 109

实验二十八　全自动化学发光免疫分析仪检验技术 ········· 115

实验二十九　时间分辨荧光免疫分析仪检验技术 ··········· 121

实验三十　流式细胞仪检测技术 ····························· 127

实验三十一　全自动蛋白分析仪检测技术 ··················· 132

附录 ··· 137

附录一　免疫学实验常用试剂及溶液的配制方法 ··········· 137

附录二　微量加样器质控及校准标准操作程序 ············· 150

参考文献 ··· 153

参考答案 ··· 154

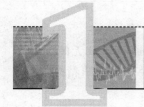

第一单元

抗体制备技术及超敏反应实验

抗体(antibody,Ab)是由抗原刺激机体的免疫系统,免疫系统在识别抗原的 B 细胞表位后,B 细胞活化、增殖分化为浆细胞,由浆细胞合成和分泌的能与相应抗原特异性结合的球蛋白。天然抗原通常是由多个抗原决定基组成的,一个抗原决定基刺激机体后,由一个 B 淋巴细胞克隆接受该抗原决定基所产生的抗体称之为单克隆抗体(monclone antibody,McAb)。若由多种抗原决定基刺激机体,相应地就活化多个 B 淋巴细胞克隆,产生多个 McAb 的混合物,称之为多克隆抗体。因抗体大多数存在于血清或其他体液中,因此在抗体纯化前我们称之为免疫血清,而利用抗体进行的实验被称为血清学试验。

抗体的制备大致包括三个阶段,即抗原的制备与纯化、动物免疫和血清分离纯化与鉴定。根据需要还可以在抗体上连接酶、荧光物质和放射性核素等信号物质用于免疫学诊断,因此抗体的制备是免疫学诊断的基础和上游技术,是医学检验技术专业学生必须掌握的基本技能。

实验一　志贺菌抗血清制备

志贺菌属是引起人类细菌性痢疾最为常见的病原菌,统称为痢疾杆菌。志贺菌属有菌体 (O)抗原、无鞭毛(H)抗原,部分菌株有 K 抗原。根据生化反应特征和 O 抗原不同,可将志贺菌属分为 4 群,即痢疾志贺菌群(A 群)、福氏志贺菌群(B 群)、鲍氏志贺菌群(C 群)和宋内志贺菌群(D 群)共 40 余个血清型(包括亚型)。

志贺菌抗血清的制备就是用志贺菌属的代表菌株灭活制备的免疫原分别或混合免疫家兔所得的血清,经吸收除去非特异性凝集素后而制成的,因此本实验就以痢疾志贺Ⅰ型菌、痢疾志贺Ⅱ型菌、宋内志贺菌以及福氏志贺Ⅰ～Ⅵ共 9 株菌分别制备菌液后,再同比例混合制成混合免疫原来进行抗体制备的实验。

【实验目的】

1. 掌握抗原与免疫血清的制备程序。

2. 熟悉志贺菌抗血清制备操作步骤。

【实验原理】

根据机体免疫应答的基本理论,在体外制备相应的抗原,通过免疫动物而获得相应的高亲和力抗体。

【实验材料】

1. 菌种　痢疾志贺Ⅰ型菌、痢疾志贺Ⅱ型菌、宋内志贺菌以及福氏志贺Ⅰ～Ⅵ共 9 株菌。

2. 动物　体重 2.5kg 左右的健康青年家兔。

3. 培养基　普通肉汤培养基、普通固体培养基。

4. 试剂　二甲苯、无菌生理盐水、0.5% 无菌甲醛盐水、0.5% 无菌石炭酸盐水、2% 叠氮钠

（NaN₃）和 3% 戊巴比妥钠等。

5. 器械　细菌接种环、16 号钢质注射针头或 7 号留置针、注射器三通阀、5ml 无菌玻璃注射器、兔子固定架、灭菌三角烧瓶（200ml）和烧杯（200ml）、平皿（直径 9cm）、酒精灯、标记笔等。

6. 仪器　37℃恒温培养箱、37℃恒温气浴（或水浴）摇床、低温高速大容量离心机（水平并适配 50ml 离心管的转子）、超净工作台。

7. 其他　酒精棉、脱脂棉、塑料放血管、纱布、800ml 细菌培养用克氏培养瓶、标准麦氏比浊管和 50ml 圆底离心管。

【实验步骤】

1. 菌液（颗粒性抗原）的制备　细菌悬液制备程序一般如下：选择标准菌种→细菌培养→刮取菌苔→用无菌生理盐水洗涤→革兰染色镜检验证实无杂菌→无菌生理盐水稀释至适当浓度→处理细菌→检查合格→分装、保存备用。

（1）福氏志贺 I 型菌液的制备：将实验室保存的福氏志贺 I 型菌株复苏，经鉴定后，传代于普通固体培养基上（直径 9cm 平皿）；37℃恒温培养 18～24 小时后用无菌 0.3% 甲醛生理盐水洗涤细菌，接种于预先制备的克氏培养瓶（普通固体培养基）中，摇匀，使得菌液正好铺满整个固体培养基表面；37℃培养 18～24 小时后，用无菌 0.5% 石炭酸盐水（具有灭菌作用）将菌苔洗下，分装于 200ml 无菌三角烧瓶中，置 37℃恒温摇床，250r/min 过夜；第二天用接种环取少量菌液，接种固体培养基，经 37℃培养 18～24 小时后，如未见细菌生长，即可使用；将菌液分装于 50ml 圆底离心管；5000r/min 离心 5 分钟收集细菌，4℃储存备用。

（2）痢疾志贺 I 型菌、痢疾志贺 II 型菌、宋内志贺菌以及福氏志贺 II～VI 8 株菌菌液的制备：同福氏志贺 I 型菌液的制备。

（3）麦氏比浊管的配制和应用：制备各种细菌悬液，常需按不同要求将细菌配制成不同的浓度；应用稀释菌液与标准比浊管比浊的方法，可判断每毫升菌液中所含细菌数量。现介绍经典的麦克法兰（Mc Farland）标准比浊法（表 1-1）。

表 1-1　Mc Farland 标准比浊管的组成及其相当的菌数表

管号	1	2	3	4	5	6	7	8	9	10
1% 氯化钡溶液（ml）	0.1	0.2	0.3	0.4	0.5	0.6	0.7	0.8	0.9	1.0
1% 硫酸溶液（ml）	9.9	9.8	9.7	9.6	9.5	9.4	9.3	9.2	9.1	9.0
相当菌数（10⁹/ml）	3	6	9	12	15	18	21	24	27	30

1）按表 1-1 制备一套标准比浊管：正确混合不同量的 1% 硫酸溶液和 1% 氯化钡溶液于一系列色泽、口径一致的试管中，用经酸碱处理的橡胶塞紧塞管口，用石蜡密封，置试管架上，保存于暗处。

2）取 0.5ml 待测细菌盐水悬液（去除粗块），用 9.5ml 生理盐水稀释，与标准比浊管比较，所得标准管的细菌浓度乘以稀释倍数，即为该菌液所含细菌的近似值。

3）这套标准比浊管，只适用于测定细菌在盐水悬液中的浓度，如要测定肉汤悬液的细菌浓度，则须用肉汤配制无菌的硫酸和氯化钡混合液。

（4）菌液应用液的制备：将准备好的痢疾志贺 I 型菌、痢疾志贺 II 型菌、宋内志贺菌以及福氏志贺 I～VI 共 9 株志贺菌菌液按照麦氏比浊管比色，将 9 菌液分别用无菌生理盐水稀释至浓度为 1×10⁹/ml，在菌液中加入适量的甲醛使其终浓度为 0.25%，保存于 4℃冰箱（一般不超过 1 年）。

2. 颗粒性抗原（痢疾志贺 I 型菌、痢疾志贺 II 型菌、宋内志贺菌以及福氏志贺 I～VI 9 株菌菌液）免疫家兔。

（1）由家兔的耳静脉采血5ml左右，分离血清，取其中4ml与痢疾志贺Ⅰ型菌、痢疾志贺Ⅱ型菌、宋内志贺菌以及福氏志贺Ⅰ～Ⅵ9株菌菌液分别作凝集试验，观察有无天然抗体。如不凝集或凝集效价很低，说明动物适宜制备抗体，余下的血清作为阴性对照血清。

（2）将痢疾志贺Ⅰ型菌、痢疾志贺Ⅱ型菌、宋内志贺菌以及福氏志贺Ⅰ～Ⅵ共9株菌分别制备菌液后，再同比例混合而制成免疫原，将稀释后的含9株志贺菌菌液（1×10^9/ml）按表1-2进行家兔耳缘静脉注射免疫。

表1-2 志贺菌菌液免疫家兔程序

日期（天）	1	5	10	15	20
剂量（ml）	0.5	1.0	1.5	2.0	2.5

（3）第5次免疫7天后，自家兔耳静脉采血1ml，分离血清。用上述菌液作试管凝集试验，确定抗菌血清的效价。一般凝集效价在1:2000以上，即为免疫成功。若效价远低于1:2000，则还需要继续免疫1～2次，直至达到理想效价。

3. 免疫血清的采集与保存 家兔在采血过程中必须以3%戊巴比妥钠注射液按0.1ml/100g行腹腔注射麻醉，采血常用的方法有3种：①耳缘静脉或耳中央动脉采血；②心脏采血；③颈动脉采血。3种采血的方法均有优缺点：耳动脉采血获得的血量中等，一般每只家兔可以采到50ml，但是可以反复采血；心脏采血可以采得较多的血量，为70～80ml，但技术要求较高，也容易发生心包压塞而导致家兔死亡；颈动脉采血获得的血量最多，可以获得100～150ml，但是不能反复采血。现以耳中央动脉采血为例介绍采血方法。

耳中央动脉采血：将麻醉后的家兔固定于兔台架，剪去耳中央动脉边缘的兔毛，用二甲苯涂抹耳廓，使耳中央动脉血管充分扩张、充血。用肝素浸泡的16号无菌针头（也可采用7号留置针）插入扩张的耳中央动脉，每次可收集30～40ml血液。最后用无菌干棉球压迫止血。此法可反复多次放血。

将无菌收集的血液置于37℃促进血块收缩，凝固后置4℃冰箱过夜，充分析出血清，用毛细血管吸取血清，剥离血块，4000r/min离心10分钟，在无菌条件下吸出血清，去除残留的红细胞得到抗血清。

4. 抗体的鉴定 抗体的鉴定主要包括效价、特异性、亲和力等方面的评价。

（1）效价鉴定：免疫血清的效价是指血清中所含抗体的浓度或含量，可以用相对效价或者绝对定量。鉴定效价的方法很多，包括试管凝集反应、琼脂扩散试验、酶联免疫吸附试验和放射免疫法等。目前常用的是放射免疫法和琼脂双向扩散试验。

（2）特异性鉴定：抗体的特异性是指抗体对相应的抗原及结构相似抗原的识别能力，以交叉反应率来表示。交叉反应率用竞争抑制曲线来判断。特异性的鉴定通常以不同浓度的抗原和相似抗原物质分别与抗体做竞争抑制试验，计算各自的结合率（B/T或B/BO），求出各自在半抑制浓度（IC_{50}）时的浓度，按下列公式计算交叉反应率：$S = y/Z \times 100\%$（S：交叉反应率，y：IC_{50}时抗原浓度，Z：IC_{50}时近似抗原物质的浓度）。

（3）亲和力测定：亲和力是指抗体与抗原结合的强度，常以亲和常数K表示。K的单位是升/摩尔（L/mol），通常K的范围在10^8～10^{10}L/mol。抗体亲和力的测定对抗体的筛选、确定抗体的用途、验证抗体的均一性等均有重要意义。

5. 抗血清纯化 更加精细的免疫试验需要从抗血清中提取免疫球蛋白，此过程称为抗血清的纯化。纯化的方法有：①50%饱和硫酸铵盐析以沉淀血清球蛋白；②应用透析或分子筛法除盐；③除盐后的球蛋白过阴离子交换柱（DEAE纤维素），根据不同类别免疫球蛋白的等电点，选用不同pH和离子强度的缓冲液分别洗脱；④高渗或风干法浓缩免疫球蛋白，若使用冷冻干燥器则可获得干燥制品。

6. 抗血清保存　抗体的保存以浓度 20 ~ 30mg/ml 为宜,加入万分之一的硫柳汞(千分之一的叠氮钠或加入等量的中性甘油),分装小瓶,置 4℃ 保存备用或用于进一步纯化 IgG。如需长期保存,可用 0.45μm 滤膜过滤除菌,-80℃ 保存,数个月至数年内抗体效价无明显改变。也可将抗血清冷冻干燥后长期保存,注意避免反复冻融。

【实验结果】

抗血清的外观应该为澄清,力求无溶血、无血液有形成分残留和无细菌等微生物污染。

抗血清效价可用上述相应试验判断,特异性则可通过双向免疫扩散试验、免疫电泳或交叉凝集试验进行检测。酶免疫测定、放射免疫分析及平衡透析等方法可用于抗体的特异性和亲和力测定。

【注意事项】

1. 为了保证安全使用,制备的细菌悬液中不能含有琼脂或菌块,并应检查无活菌存在。

2. 动物免疫应选择适宜的动物及设计可行的免疫方案,如抗原的剂量、剂型、注射途径、免疫次数、免疫间隔及免疫动物的生理状态等,这些均与免疫效果有关。

【方法评价】

1. 抗原的制备　常见的抗原从物理性状可以分为颗粒性抗原和可溶性抗原。从化学性质可以分为蛋白质抗原、类脂抗原、多糖抗原和核酸抗原。从抗原性而言,有完全抗原和不完全抗原。从来源上可以分为天然抗原、合成抗原和基因工程表达抗原。因此抗原制备方法不尽相同。

常见的颗粒性抗原主要是细菌或动物细胞。颗粒性抗原免疫原性较强,一般不诱发免疫耐受,不需要佐剂,只要把分离或者培养的细胞用生理盐水洗涤去除杂质(如是细菌先灭活再洗涤),调整到一定浓度然后再免疫即可。

大部分情况下,抗原来自各种不同细胞内存在的各种分子量不同的物质,因此需要通过一定的手段将颗粒性抗原破坏,提取和分离有关成分得到可溶性抗原。可溶性抗原免疫原性较弱,易诱发免疫耐受,一般应加佐剂和慎重选择免疫方案,才能获得高效价的抗体。

某些半抗原和化学基团免疫原性较差,免疫动物不易使动物产生抗体,因此需要通过人工的手段耦联载体使其成为理想的免疫原。某些有特殊需要的抗原也可以耦联载体,以利于抗体检测和筛选。

2. 免疫方法　免疫方法依照选择动物的种类、免疫周期及所要求的抗体特性等不同而异。剂量过低或过高都有可能引起免疫耐受。在一定的范围内,抗体的效价随注射剂量增加而增高。一般而言,小鼠的首次免疫剂量为每次 50 ~ 400μg,大鼠为每次 100 ~ 1000μg,家兔为每次 200 ~ 1000μg。加强剂量为首次剂量的 1/5 ~ 2/5。首次免疫采用完全弗氏佐剂,动物背部多点注射。首次免疫后间隔 2 周后加强免疫 1 次,采用不完全佐剂,以后每间隔一周免疫 1 次,共 3 次。

快速免疫方案也适合免疫动物的遗传背景与抗原的遗传背景离得较远的可溶性抗原,如用卵黄免疫家兔,将鸡卵黄 5 倍稀释,按表 1-3 方案免疫即可。由于鸡卵黄本身较黏稠,不需要加佐剂。

表 1-3　快速免疫血清制备的免疫程序(家兔)

日期(天)	1	2	3	4	5
抗原量(ml)	1.0	0.2	0.3	0.5	1.0
免疫途径	背部皮内多点	耳缘静脉	耳缘静脉	耳缘静脉	耳缘静脉

如需制备高度特异性的抗血清,可选用低剂量抗原短程免疫;若欲得到高效价抗血清,则宜采用大剂量抗原长程免疫。

由于免疫期限及间隔时间较长,要注意脱敏,尤其在进行静脉免疫时。脱敏的原则是少量多次注射抗原,例如,在静脉注入抗原前,先将抗原少量注入腹腔,1小时后再作缓慢静脉注射。

（李　睿）

目 标 测 试

一、单项选择题

1. 免疫家兔采血前检测血清抗体效价,最常用的采血方法为

A. 心脏采血法　　　　　B. 股静脉穿刺采血　　　　　C. 耳缘静脉

D. 颈静脉采血　　　　　E. 股动脉采血

2. 若将抗体保存5~10年,通常采用的方法是

A. 4℃保存　　　　　　B. -20℃保存　　　　　　C. 真空干燥保存

D. -10℃保存　　　　　E. -80℃保存

3. 哪个不是家兔采血常用的方法

A. 耳缘静脉　　　　　　B. 耳中央动脉采血　　　　　C. 心脏采血

D. 颈静脉采血　　　　　E. 颈动脉采血

4. 抗体的制备大致包括哪三个阶段

A. 抗原的制备与纯化　　　　　　B. 动物免疫

C. 血清分离纯化与鉴定　　　　　D. 佐剂的制备

E. A+B+C

二、思考题

1. 为什么颗粒性抗原可以直接通过静脉途径注射免疫,而可溶性抗原要与佐剂一同免疫?

2. 你认为在诊断试验中应用多克隆抗体有哪些缺点?相对于单克隆抗体而言,它又有哪些优点?

实验考核评价指标与评分参考表（100分）

实验日期：_____　评分人：_____

考核指标	考核内容	评分指标	标准分值	得分
实验前准备工作（20%）	1. 实验前用物品准备	1. 细菌菌种准备	4	
		2. 志贺菌标准菌液准备	4	
		3. 实验动物准备（2~3kg 健康雄兔）	4	
		4. 消毒用品准备（75%酒精棉球、2.5%碘酊）	4	
		5. 器材准备（培养箱、超净工作台、高压锅、剪刀、镊子、注射器、离心机）	4	
小计			20	
基本操作技能（70%）	2. 抗血清制备操作	1. 选择标准菌种	6	
		2. 细菌培养	6	
		3. 刮取菌苔	6	
		4. 用无菌生理盐水洗涤稀释至适当浓度	6	
		5. 选择合适的实验动物免疫注射	10	
		6. 取动物血清测抗体效价	6	
		7. 免疫动物采血	6	
		8. 分离血清、保存、备用	6	
	3. 结果判断	9. 结果观察方法	6	
		10. 结果判断方法	6	
		11. 结果报告方法	6	
小计			70	
实验结束后工作（10%）	4. 实验结束后行为习惯	1. 实验动物处理	4	
		2. 志贺菌标准菌液处理	2	
		3. 实验台整理	2	
		4. 卫生工作	2	
小计			10	
总　计			100	

实验二　豚鼠过敏反应试验

【实验目的】

1. 理解Ⅰ型超敏反应发生机制、临床表现与特点。

2. 能进行豚鼠腹腔和心脏注射操作,能观察记录实验结果并解释。

3. 学会Ⅰ型超敏反应急救,建立Ⅰ型超敏反应动物模型。

【实验原理】

变应原首次进入机体,刺激浆细胞产生 IgE,IgE 的 Fc 段与肥大细胞或嗜碱性粒细胞表面 FcεRI 结合,使机体处于致敏状态。当相同变应原再次进入机体时,即与 IgE 结合,致敏细胞表面受体交联释放出细胞内颗粒。颗粒具有生物学活性,与相应受体作用,产生效应。其中以组胺为代表的生物活性介质,能扩张血管和增加毛细血管通透性、刺激平滑肌收缩、促进黏膜腺体分泌,导致血压下降、呼吸困难、腹痛,甚至引起过敏性休克。

在常用实验动物中,豚鼠易于过敏,可通过注射异种抗原建立模型,用于超敏反应研究。

【实验材料】

1. 200~300g 健康豚鼠 3 只。

2. 新鲜蛋清,取新鲜鸡蛋的蛋清与生理盐水作 1∶2 稀释。

3. 无菌注射器、无菌生理盐水、碘酒、酒精等。

【实验步骤】

1. 实验步骤　见图 2-1。

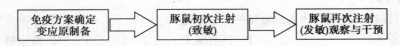

免疫方案确定
变应原制备 ➡ 豚鼠初次注射
(致敏) ➡ 豚鼠再次注射
(发敏)观察与干预

图 2-1　豚鼠过敏性休克实验步骤

2. 实验操作

(1) 致敏注射:健康豚鼠 3 只,一只手手掌扣住背部,手指环握颈部,另一只手托住其臀部,轻轻提起、固定,针刺法随机标记 1、2、3 号;1 号和 2 号两只豚鼠腹腔注射稀释的蛋清 0.5ml,3 号豚鼠腹腔注射相同体积生理盐水。

(2) 发敏注射:2 周后,固定豚鼠,找到心尖搏动处,用碘酒、酒精依次消毒后,心内注射 1∶2 稀释的蛋清 1ml,观察反应情况。2 号豚鼠进入下个步骤。在发敏注射后数分钟,观察豚鼠出现的一系列症状。

(3) 急救:当 2 号豚鼠出现烦躁不安、抓鼻、竖毛异常表现时,及时给予肾上腺素(1∶1000) 0.2ml,在后肢大腿内侧皮下注射,观察豚鼠表现。

【实验结果】

过敏性休克实验现象观察与急救:

1. 在发敏注射后数分钟,豚鼠会出现一系列症状,表现为兴奋不安、躁动、鼻翼翕动、抓鼻,大小便失禁,呼吸急促、毛发耸立、四肢痉挛、跳跃,甚至死亡。

2. 当 2 号豚鼠出现烦躁不安、抓鼻、竖毛异常表现时,在后肢大腿内侧皮下注射肾上腺素后,豚鼠呼吸是否由浅快逐渐过渡到平稳,抓鼻动作消失,体毛由蓬松逐渐变顺滑,神态平静。

【临床意义】

过敏性休克是最严重的一种超敏反应,常见于再次接触变应原后数秒或数分钟内发生,涉及全身多系统,危及生命。药物、昆虫毒素和食物是主要变应原,急救药物首选肾上腺素。

重视过敏性休克,应强化规范意识,严格诊疗操作;同时科普宣教,提高患者认知度。医患双方共同努力,有效防治过敏性疾病。

【注意事项】

1. 操作轻柔,心怀感恩,致敬实验动物。

2. 严格饲养条件,保障豚鼠健康。

3. 新鲜鸡蛋清1:2稀释。

4. 致敏后2周后发敏效果较好。

5. 心脏注射必须准确,有回血后再注入过敏原。

【方法评价】

Ⅰ型超敏反应有不同表现形式,过敏性休克是最严重的一类,一旦发敏很快死亡。这增加了建模过程成功率评估的难度。本实验是研究Ⅰ型超敏反应的经典实验,操作时需注意个体差异的影响。需要在实践中积累、优化免疫方案,并结合实验条件,增加实验动物数量,提高建模成功率。

如果是针对特定变应原的明确超敏反应类型的动物建模,变应原是纯化的蛋白,需结合佐剂增强免疫效果;结合关键组分检测致敏效果评估模型;必要时增加致敏次数,密切观察豚鼠反应。

（莫　非）

目　标　测　试

一、单项选择题

1. 下列可能诱发过敏性休克最常见的过敏原是

　　A. 花粉　　　　　　　　　B. 真菌孢子　　　　　　　　C. 粉尘螨

　　D. 牛奶　　　　　　　　　E. 青霉素

2. 关于豚鼠过敏性反应试验,下列说法错误的是

　　A. 变应原可以是蛋清外的其他蛋白

　　B. 第一次注射变应原为致敏

　　C. 第二次注射变应原为致敏

　　D. 一旦发生过敏性休克首选肾上腺素急救

　　E. 不是所有豚鼠都会发生过敏性休克

二、思考题

1. 在此实验中,变应原是什么？两次注射的目的是什么？

2. 小豚鼠发敏为什么要间隔2周？

3. 发敏过程中一只豚鼠死亡的原因是什么？

4. 试验发生Ⅰ型超敏反应采取什么办法急救？

5. 可以通过哪些方式增加建模成功率？

实验考核评价指标与评分参考表（100 分）

实验日期：＿＿＿＿＿＿＿＿＿＿＿＿＿＿＿＿＿＿评分人：＿＿＿＿＿＿＿＿＿＿＿＿＿＿

考核指标	考核内容	评 分 指 标	标准分值	得分
实验前准备工作（16%）	1. 实验前物品准备	1. 实验方案（目的、原理、方法是否清晰，实验设计是否合理）	10	
		2. 器材准备（试管、吸管、标记笔等）	6	
小计			16	
基本操作技能（70%）	2. 实验操作	1. 实验动物选择	4	
		2. 豚鼠的饲养	6	
		3. 生理盐水的配制与灭菌	6	
		4. 蛋清的稀释	4	
		5. 豚鼠腹腔注射	6	
		6. 豚鼠心脏注射	6	
		7. 操作流畅程度	6	
		8. 对实验动物的尊重	6	
		9. 操作注意事项提问	6	
	3. 结果判断报告	10. 结果观察方法	8	
		11. 结果记录方法	6	
		12. 结果报告方法	6	
小计			70	
实验结束后工作（14%）	4. 实验后行为习惯	1. 实验动物处理	6	
		2. 实验物品处理	2	
		3. 实验台整理	4	
		4. 卫生工作	2	
小计			14	
总　计			100	

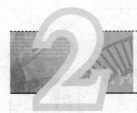

第二单元

免疫凝集类检验技术

实验三　细菌鉴定试验(玻片法)

【实验目的】

1. 掌握玻片凝集试验的原理、方法、操作步骤、结果观察与判断。

2. 熟悉玻片凝集试验的临床应用。

【实验原理】

玻片法凝集试验是用已知的免疫血清(诊断血清)与被检的未知细菌一起在玻片上混合,并在电解质环境下作用,如出现特异性凝集,可确定被检细菌的种属或型别。

【实验材料】

1. 诊断血清　可用已知的标准菌株免疫家兔获得。现有统一商品供应,严格按各种诊断血清的说明书使用。

2. 被检细菌　平板培养基上培养的菌落或斜面培养基上的菌苔。

3. 生理盐水　0.85% ~0.9%的盐水。

4. 其他　载玻片、无菌滴管、接种环、标记笔等。

【实验步骤】

1. 基本步骤　见图3-1。

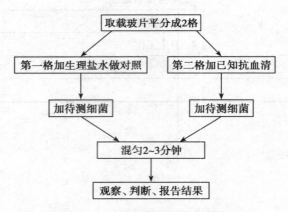

图3-1　玻片凝集试验基本步骤

2. 操作

(1) 取洁净的载玻片,用标记笔分成两格,以灭菌接种环(或无菌滴管)蘸取(或吸取生理盐水)1环(或1滴)放于一侧作为对照,并用同样方法取1环(或1滴)诊断血清放于另一侧。

(2) 用灭菌接种环挑取被检细菌少许,先放在生理盐水小格内混匀,再取少许菌放入诊断血清中混匀。

(3) 在室温下,摇动玻片,2~3分钟后观察结果。

【实验结果】

1. 结果观察　若生理盐水中的细菌不凝集而诊断血清内的细菌迅速凝集,为阳性;若生理盐水和诊断血清中的细菌均不凝集,为阴性;若生理盐水和诊断血清中的细菌都发生了凝集,则为假阳性,说明被检细菌有自凝现象。

2. 报告　例如,已知血清为抗 XX 菌血清,则可报告为:检出 XX 菌。

【临床意义】

对未知细菌进行诊断或分型。

【注意事项】

1. 诊断血清应保存于4℃冰箱中,使用时应注意用无菌滴管或灭菌接种环,不得以瓶盖直接蘸取于玻片上,以避免污染。超过有效期限的诊断血清不宜再用,以免造成错误诊断。

2. 挑取被检细菌应为纯菌,不可混有杂菌,以免影响结果。

3. 必须作生理盐水对照。

4. 严格无菌操作。每次取菌与不同血清或盐水混合时,接种环均需烧灼,以免不同血清成分互相污染,发生干扰,影响结果。

5. 细菌必须充分研磨均匀,无菌块,以免影响判断。

6. 使用后载玻片、滴管等应放入指定的容器中,进行灭菌处理。

【方法评价】

本试验为定性试验方法,一般用已知抗体作为诊断血清来鉴定未知的细菌,可肉眼观察凝集结果。此法简便、快速,适用于从患者标本中分离得到的菌种的诊断或分型,还用于红细胞 ABO 血型的鉴定。

(夏金华)

目 标 测 试

一、单项选择题

1. 下列不属于凝集反应试验的是
   A. 肥达试验　　　　　　　B. TRUST　　　　　　　　C. MHA-TA
   D. 外斐反应　　　　　　　E. RPR

2. 关于凝集试验,说法正确的是
   A. 只能检测颗粒性抗原　　B. 结果只能定性测定　　　C. 第一阶段反应可见
   D. 可直接检测细菌抗原　　E. 反应两阶段界限明显

3. 关于玻片凝集试验,说法正确的是
   A. 只能检测抗原　　　　　　　　　　　　B. 只能检测抗体
   C. 可用于标本中菌种的诊断　　　　　　　D. 不能用于 ABO 血型鉴定
   E. 为半定量试验

二、思考题

1. 简述玻片凝集试验的原理。
2. 概述玻片凝集试验的临床应用。

实验考核评价指标与评分参考表（100 分）

实验日期：_____评分人：_____

考核指标	考核内容	评 分 指 标	标准分值	得分
实验前准备工作（20%）	1. 实验前用物品准备	1. 诊断血清、生理盐水、细菌培养物的准备	10	
		2. 器材准备（玻片、无菌滴管、接种环、蜡笔等）	10	
小计			20	
基本操作技能（70%）	2. 细菌鉴定试验操作	1. 玻片清洁与划格	6	
		2. 接种环的灭菌	6	
		3. 生理盐水和诊断血清的无菌加样方法	6	
		4. 无菌取菌方法	6	
		5. 混匀方法	6	
		6. 生物安全观念（试验前、中、后）	6	
		7. 实验后有菌物品的处理	6	
		8. 操作注意事项提问	8	
	3. 结果判断报告	9. 结果观察方法	6	
		10. 结果判断方法	8	
		11. 结果报告方法	6	
小计			70	
实验结束后工作（10%）	4. 实验结束后行为习惯	1. 玻片、滴管的处理	4	
		2. 标本处理	2	
		3. 实验台整理	2	
		4. 卫生工作	2	
小计			10	
总　计			100	

实验四　肥达反应试验(试管法)

【实验目的】

1. 掌握肥达反应的实验原理、方法、操作步骤、结果观察。

2. 熟悉肥达反应的临床意义。

【实验原理】

肥达试验是用伤寒沙门菌的 O 抗原(TO)、伤寒沙门菌的 H 抗原(TH)、甲型副伤寒沙门菌鞭毛抗原(PA)和乙型副伤寒沙门菌鞭毛抗原(PB)分别制成的标准诊断菌液,与患者血清进行凝集反应,临床上用于辅助诊断伤寒、副伤寒。如果需要,有些地区可增加丙型副伤寒沙门菌鞭毛抗原(PC)或鼠伤寒沙门菌鞭毛抗原等其他沙门菌鞭毛抗原的诊断菌液。

【实验材料】

1. 诊断菌液　市售的 TO、TH、PA、PB 标准诊断菌液。

2. 被检血清　可以不加温灭活。

3. 其他材料　生理盐水、试管、试管架、吸管、恒温水浴箱等。

【实验步骤】

1. 基本步骤　见图 4-1。

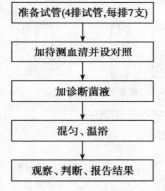

图 4-1　肥达反应试管法基本步骤

2. 实验操作　见图 4-2。

(1) 排管并做标记:准备 4 排试管,每排 7 支,标明记号。

(2) 稀释被检血清:用平行稀释法,具体操作如下。

1) 取中号试管 1 支,用吸管加入生理盐水 3.8ml,被检血清 0.2ml 混匀,使血清成 1:20 稀释。

2) 吸取上述 1:20 血清稀释液 2ml,按每管 0.5ml 液量分别加入各排的第 1 管。

3) 在中号试管内余下的 2ml 血清中,再加入生理盐水 2ml 并混匀。此时血清经 2 倍稀释则成 1:40 稀释度。再吸取此 1:40 血清稀释液 2ml,按每管 0.5ml 量分别加入各排的第 2 管。

4) 如此连续稀释到各排的第 6 管为止,各排的第 7 管只加生理盐水 0.5ml,不加血清作为抗原对照。稀释后各排第 1~6 管的血清稀释度依次为 1:20、1:40、1:80、1:160、1:320、1:640。

(3) 加诊断菌液:将前述 4 种诊断菌液分别加于 1、2、3、4 各排的第 1 试管~抗原对照管,每管 0.5ml。此时各排第 1~6 管的血清因加入等量菌液而又稀释 1 倍。血清稀释度成为 1:40、1:80、1:160、1:320、1:640、1:1280。

(4) 振摇混匀保温:将所有试管振摇混匀后,置于 37℃温箱或水浴过夜(56℃,2~4 小时)以促进反应,按时观察结果。

【实验结果】

1. 结果判断方法

(1) 取出试管:从温箱或水浴箱中轻轻取出试管架,不要摇动试管。

(2) 观察现象方法:把试管举起,以观察试管内的上清液和下沉凝集物,然后再轻摇试管使凝块从管底升起,最后按液体的清浊、凝块的大小记录(也可将试管放在凹面反光镜的上方观察放大的影像)。观察时应先看抗原的对照管,此管应为不凝集。H 凝集呈絮状,以疏松大团样沉于管底,轻摇试管即能荡起,而且极易散开。O 凝集呈颗粒状,以坚实凝片沉于管底,轻摇试管

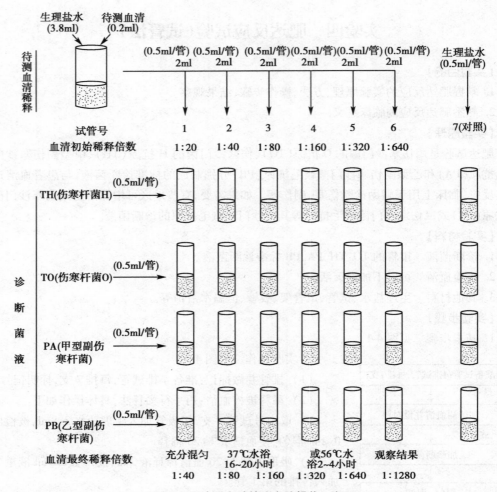

图 4-2 肥达反应试管法实验操作示意图

不易荡起而且不易散开。

（3）结果判断标准

++++ 上清完全透明,细菌全部形成凝块。

+++ 上清透明度达75%,大部分细菌形成凝块。

++ 上清透明度达50%,约50%细菌形成凝块。

+ 上清透明度只达25%,仅有小部分细菌形成小凝块。

－ 液体均匀混浊,无凝集块(有部分菌体因静止而沉于管底,经摇后细菌如云烟状升起,但很快就消失)。

（4）效价判定一般以呈现++凝集的血清最高稀释倍数作为该血清的凝集效价。为了更好地判定这个终点,可以配制1支50%透明度的比浊管。方法是取0.25ml试验菌液加入0.75ml生理盐水混匀即可。

2. 结果报告 按上述判定凝集效价的方法,分别报告被检血清对伤寒沙门菌H抗原（TH）、伤寒沙门菌O抗原（TO）、甲型副伤寒沙门菌鞭毛抗原（PA）、乙型副伤寒沙门菌鞭毛抗原（PB）的凝集效价。但是,如果第1管仍无凝集现象,应报告<1:40;第6管仍呈++或更强凝集现象,应报告>1:1280。如肥达试验结果:TH 1:320;TO 1:160;PA<1:40;PB<1:40。

【参考范围】

由于隐秘性感染等原因,很多正常人血清中可以有一定滴度的凝集价,即参考凝集效价为:TH<1:160;TO<1:80;PA<1:80;PB<1:80。

【临床意义】

1. 高于上述参考效价才有诊断意义。

2. 在病程的不同时期(早期及中期或末期)相隔 5~7 天,连续进行血清学检查。如果血清滴度随之增高到 4 倍或以上,就更有诊断价值。

3. H 和 O 抗体增高的不同意义 因 O 抗体(IgM)较早出现,而 H 抗体(IgG)出现较晚,故若:①H 和 O 抗体增高超过参考效价,则该患者患伤寒、副伤寒的可能性较大;②若 H 和 O 抗体均在参考凝集效价以下,则该患者患伤寒、副伤寒的可能性较小;③若 H 抗体超过参考效价而 O 抗体低于参考效价,则可能是预防接种或回忆反应;④若 O 抗体超过参考效价而 H 抗体低于参考效价,则可能为伤寒、副伤寒的早期或其他沙门菌感染。但约有 10% 的患者血清中只有 O 抗体而无 H 抗体。也有极少数患者血清中的抗体始终不增高,因而肥达试验是伤寒、副伤寒疾病的辅助诊断方法。

【注意事项】

1. 吸管使用的要求 1ml 吸管用橡胶头,5ml 以上吸管用洗耳球。观察液面时应将吸管垂直观察,如果吸液量很少时,注意拭净吸管外壁,并在注液时把吸管插入试管底部,以防注液过多粘于试管内壁。

2. 液体混合的要求 将 2 种液体混合时,需用吸管连续吸取注液 3 次。吸液时吸管应入液面下,以防吸进空气。注液时应离开液面,以防产生气泡或使液面溢出试管。为此,可连续上下移动容器,配合注吸的需要。

3. 液体的稀释 在血清学检验中,为使抗原和抗体之间有最适比例或为检测抗原(或抗体)的效价而常对反应物进行连续 2 倍稀释。首先在系列试管内分别加注等量稀释液,然后在第 1 管内注入等量原液,混合稀释后吸取此已经 2 倍稀释的混合液的半量移至第 2 管,然后再混合稀释、再移液……如此,原液即按 2 的等比级数即 $2^1,2^2,2^3$…方式连续稀释,此时原液的稀释度逐管递增(原液浓度逐管递减)。实际工作中常用 1:20、1:40、1:80……表示其相应的稀释度。上述肥达试验因同时需要 4 排稀释度递增的血清稀释液,逐排做连续 2 倍稀释较烦琐,故采用在原液管内稀释后取其一半分至各管,再于原液管内稀释,此即平行稀释。

4. 当向一系列已有血清(或抗原)的试管内连续加注抗原(或血清)时,一般应先加对照管,然后再从高稀释度液管依次向低稀释度的液管加注,而且要避免吸管尖端触及试管内原有反应物。

5. 抗原、抗体加入后应充分摇匀,以增加彼此间的接触。同时反应的温度、电解质等的离子强度均可影响试验结果。

【方法评价】

1. 方法应用 常用于伤寒、副伤寒的辅助诊断。

2. 方法评价 试管凝集试验为经典的半定量凝集试验,虽然灵敏度不高,但由于其操作简便,对于实验条件要求低,目前采用微量反应板替代试管后,仍在广泛应用。

(马各富 林逢春)

目 标 测 试

一、单项选择题

1. 肥达反应的原理是

    A. 间接凝集抑制试验   B. 沉淀反应   C. 补体结合试验

    D. 直接凝集试验   E. 间接凝集试验

2. 根据抗原抗体反应的特点,正确的说法是

A. 抗原抗体结合牢固,不易受环境因素影响

B. 抗原与抗体结合后仍可与其他抗原结合

C. 解离后抗体不能再与抗原结合

D. 解离后的抗体生物学活性改变

E. 解离后抗原的生物学活性不变

3. 抗原抗体反应的特异性是指

A. 两者分子大小的相近性   B. 两者分子空间结构的相似性

C. 两者分子的电子云吸引力   D. 两者之间功能的相近性

E. 两者之间结合的专一性

二、思考题

1. 分析影响肥达试验结果观察的主要因素。

2. 影响抗原抗体反应的因素有哪些?

实验考核评价指标与评分参考表（100分）

实验日期：_____ 评分人：_____

考核指标	考核内容	评分指标	标准分值	得分
实验前准备工作（20%）	1. 实验前用物品准备	1. 试剂选择（已知诊断菌液、生理盐水等）	4	
		2. 器材准备（试管、吸管选择；标记笔等）	4	
		3. 稀释血清用物品准备（试管、吸管等）	4	
		4. 试管排放情况（试管大小、试管数量等）	4	
		5. 各种诊断菌液稀释方法（H、O等）	4	
小计			20	
基本操作技能（70%）	2. 肥达反应操作	1. 被检血清倍比稀释方法	6	
		2. 被检血清加样方法	6	
		3. 诊断菌液的加样方法	6	
		4. 被检血清稀释效价计算方法	6	
		5. 操作姿势（吸管、洗耳球使用等）	10	
		6. 混匀方法（单个试管、整架试管）	6	
		7. 生物安全观念（试验前、中、后）	6	
		8. 操作注意事项提问	6	
	3. 结果判断报告	9. 结果观察方法	6	
		10. 结果判断方法	6	
		11. 结果报告方法	6	
小计			70	
实验结束后工作（10%）	4. 实验后行为习惯	1. 试管消毒处理	4	
		2. 标本处理	2	
		3. 实验台整理	2	
		4. 卫生工作	2	
小计			10	
总 计			100	

实验五　肥达反应试验（微量板法）

【实验目的】

1. 掌握肥达试验（微量板法）的原理、方法、操作步骤、结果观察与判断、报告。

2. 熟悉肥达反应的临床意义。

【实验原理】

人体感染伤寒、副伤寒沙门菌后，经 1～2 周即可在血清中出现相应抗体（凝集素），此种抗体与伤寒、副伤寒沙门菌相混合，在适量电解质的参与下即可出现凝集现象。肥达试验是用伤寒沙门菌的 O 抗原（TO）、伤寒沙门菌的 H 抗原（TH）、甲型副伤寒沙门菌鞭毛抗原（PA）和乙型副伤寒沙门菌鞭毛抗原（PB）分别制成的标准诊断菌液，来与患者血清做凝集试验，临床上用于辅助诊断伤寒、副伤寒。

【实验材料】

1. 诊断菌液　有商品供应。包括伤寒沙门菌 H、O 菌液，甲、乙、丙型副伤寒沙门菌的菌液。所售诊断菌液多为 70 亿菌体/毫升，用前须按使用说明分别以生理盐水稀释至适当浓度（一般为 10 亿菌体/毫升），再将此种稀释菌液按每 10ml 加入石炭酸复红（抗酸染色用）10μl，或者加入 20.0g/L 亚甲蓝水溶液 50μl。37℃水浴内置 30 分钟后即可应用。

2. 被检血清

3. 阳性对照血清　市售伤寒、副伤寒诊断血清。

4. 微量加样器

5. 96 孔 V 型微量反应板

6. 微量振荡器　如无此振荡器也可以手摇动代替，但不能荡出孔内反应物。

【实验步骤】

1. 肥达反应（微量板法）基本操作步骤　见图 5-1。

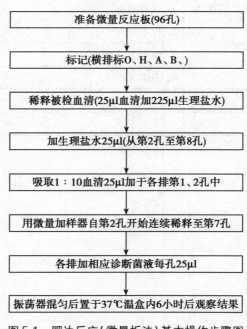

准备微量反应板(96孔)

↓

标记(横排标O、H、A、B、)

↓

稀释被检血清(25μl血清加225μl生理盐水)

↓

加生理盐水25μl(从第2孔至第8孔)

↓

吸取1：10血清25μl加于各排第1、2孔中

↓

用微量加样器自第2孔开始连续稀释至第7孔

↓

各排加相应诊断菌液每孔25μl

↓

振荡器混匀后置于37℃温盒内6小时后观察结果

图 5-1　肥达反应（微量板法）基本操作步骤图

2. 肥达反应（微量板法）操作示意图　见图 5-2。

（1）稀释被检血清：①先将血清稀释为 1：10，方法是在大孔反应板上用微量加样器取生理

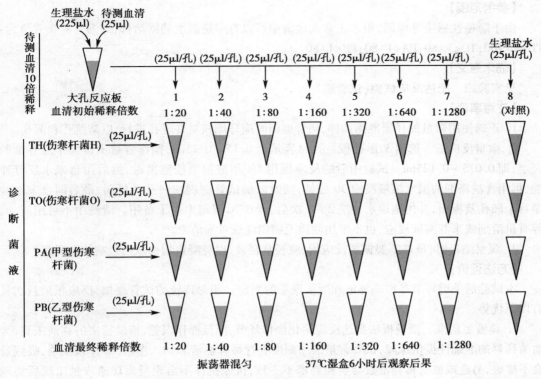

图 5-2　肥达反应（微量板法）操作示意图

盐水 225μl 加被检血清 25μl 混匀；②正式试验在 8×12 孔微孔板上进行，每份待测血清用 4 排孔，分别标以 O、H、A、B；③各排从第 2 孔开始，每孔用微量加样器加生理盐水 25μl，至第 8 孔；④吸取 1∶10 稀释的被检血清，分别加于各排第 1、2 孔中，每孔 25μl；⑤用微量加样器自第 2 孔开始连续稀释至第 7 孔，第 8 孔不加血清，留作抗原对照。

（2）加诊断菌液：各排分别用微量加样器加相应着色诊断菌液，每孔 25μl。此时各孔反应物总量为 50μl。1～7 孔血清最终稀释度依次为 1∶20、1∶40、1∶80、1∶160、1∶320、1∶640、1∶1280。

（3）混匀保温：于微量振荡器混匀 1 分钟后，置于 37℃湿盒内 6 小时后观察结果。

【实验结果】

1. 观察现象　各孔凝集程度主要根据凝集物的多少并结合孔内液体的清澈度来判断：以肉眼可见孔内上清液完全清亮，着色细菌全部形成凝集块记"++++"；孔内上清液的透明度达 75%，大部分细菌形成明显可见的凝集块记为"+++"；孔内上清液透明度达 50%，约 50% 细菌形成明显可见的凝集块为"++"；孔内液体均为混浊，无凝集块，着色细菌沉于孔底呈圆点状，边缘清晰为"－"；

2. 结果记录　按凝集程度记录。

++++　　上清完全透明，细菌全部形成凝块。

+++　　上清透明度达 75%，大部分细菌形成凝块。

++　　上清透明度达 50%，约 50% 细菌形成凝块。

+　　上清透明度只达 25%，仅有小部分细菌形成小凝块。

－　　液体均匀混浊，无凝集块。

3. 效价判定　一般以呈现"++"凝集的血清最高稀释倍数作为该血清的凝集效价。

4. 结果报告　按上述判定凝集效价的方法，分别报告被检血清对伤寒沙门菌 H 抗原（用 TH 表示）、伤寒沙门菌 O 抗原（用 TO 表示）、甲型副伤寒沙门菌（用 PA 表示）、乙型副伤寒沙门菌（用 PB 表示）的凝集滴度。但是，如果第 1 孔仍无凝集现象应报<1∶20，第 7 孔仍呈"++"或更强凝集现象应报>1∶1280。如：肥达试验结果：PH 1∶320；TO 1∶160；PA<1∶20；PB<1∶20。

19

【参考范围】

由于隐秘性感染等原因,很多正常人血清中可以有一定滴度的凝结价,即参考凝集效价为: TH<1∶160;TO<1∶80;PA<1∶80;PB<1∶80。

【临床意义】

见实验四 肥达反应试验(试管法)。

【注意事项】

1. 正确使用微量加样器准确加样,稀释血清时应仔细核对并逐孔进行,以防跳孔和漏孔。

2. 微量反应板 选用 V 形孔板。孔总容量为 0.15~0.25ml,操作容量不得大于总容量的一半,即 0.075~0.125ml。试验用后的反应板用 5% 甲醛溶液浸泡消毒,然后用自来水反复冲洗,再用含洗涤剂的温水溶液浸泡 30 分钟,同时以棉试管刷刷洗凹孔及板面,最后同自来水冲净每个凹孔及板面,并用蒸馏水冲洗 2~3 次后,置 37℃ 温箱中烘干备用。清洗中不可用醚、酮等有机溶剂或来苏溶液浸泡,也不要用硬质毛刷刷洗或煮沸消毒。

3. 观察结果时,最好不要振摇反应板,应轻拿轻放,以免凝集物摇散而影响他人观察。

【方法评价】

本试验的关键环节是准确移液和凝集现象的判定。相对传统的试管凝集,反应板微量法具有以下优势。

1. 移液更精准 微量板法肥达反应简化操作环节,降低操作误差,借助精密的移液工具,为血清稀释的准确性提供保障,试管常量法用刻度吸管稀释血清和加入菌液,操作较烦琐,吸液量会不准确,易造成血清稀释倍数与实验要求不一致,抗原抗体不出现凝集现象或虽出现凝集现象但前后各管凝集现象不相符,出现跳管现象。

2. 节约样本 微量板法肥达反应各孔总量为 50μl,节省血清和诊断菌液,试管常量法各管总量为 1ml,血清和诊断菌液用量都比较大。

3. 结果易于判定 微量板法肥达反应可同时观察到各排各孔的凝集现象,结果清晰、更容易观察,便于前后孔比较,易于判断效价,避免了传统的试管法易摇动而影响结果观察的不足。试管法观察结果时须一支一支试验管与对照管比较,不能同时观察各排各管凝集现象,不易作对比、比较且易摇动而影响结果观察。微量板法肥达反应便于学生掌握,更适合于教学实验。

(李燕琼)

目 标 测 试

一、单项选择题

1. 用已知抗原或抗体检测相应的抗体或抗原,是根据抗原抗体反应的什么特性
   A. 特异性 B. 比例性 C. 可逆性 D. 亲和性 E. 阶段性

2. 在抗原抗体反应中,通常用作抗原抗体稀释液的是
   A. 0.55% NaCl 溶液 B. 0.65% NaCl 溶液 C. 0.75% NaCl 溶液
   D. 0.85% NaCl 溶液 E. 0.95% NaCl 溶液

3. 影响抗原抗体反应的因素有
   A. 温度、电解质和反应体积 B. 温度、抗原抗体的浓度和反应体积
   C. 电解质、pH 和温度 D. 电解质、pH 和反应体积
   E. 温度、pH 和反应体

二、思考题

1. 简述肥达试验的原理和临床意义。

2. 影响肥达试验的因素有哪些?

3. 怎样判断肥达试验的结果及报告方式?

4. 试比较常量法和微量板法做肥达试验的优缺点?

实验考核评价指标与评分参考表（100 分）

实验日期：_____　评分人：_____

考核指标	考核内容	评分指标	标准分值	得分
实验前准备工作（20%）	1. 实验前用物品准备	1. 试剂选择（已知诊断菌液、生理盐水等）	4	
		2. 器材准备（微量板、微量加样器、枪头、微量振荡器、标记笔等）	4	
		3. 稀释血清用物品准备（微量加样器、反应板等）	4	
		4. 反应板安排情况（根据标本量多少）	4	
		5. 各种诊断菌液稀释方法（H、O、A、B 等）	4	
小计			20	
基本操作技能（70%）	2. 肥达反应操作	1. 被检血清倍比稀释方法	6	
		2. 被检血清加样方法	6	
		3. 诊断菌液的加样方法	6	
		4. 被检血清稀释效价计算方法	6	
		5. 操作姿势（微量加样器使用）	10	
		6. 混匀方法（微量振荡器）	6	
		7. 生物安全观念（试验前、中、后）	6	
		8. 操作注意事项提问	6	
	3. 结果判断报告	9. 结果观察方法	6	
		10. 结果判断方法	6	
		11. 结果报告方法	6	
小计			70	
实验结束后工作（10%）	4. 实验结束后行为习惯	1. 反应板消毒处理	4	
		2. 标本处理	2	
		3. 实验台整理	2	
		4. 卫生工作	2	
小计			10	
总　计			100	

实验六 梅毒TRUST检测

【实验目的】

1. 掌握TURST试验的原理、操作步骤、结果观察。

2. 熟悉TRUST检测的临床意义。

【实验原理】

用VDRL抗原(牛心磷脂、卵磷脂及胆固醇)吸附特制甲苯胺红上制成致敏粒子,当这种致敏粒子与样本血清作用时,若样本中含有抗心磷脂抗体(反应素)则与其结合,形成肉眼可见的红色凝集反应现象。

【实验材料】

1. 试剂盒 包括TURST抗原悬液、阴性对照血清、阳性对照血清、试验用卡片、专用滴管及针头。

2. 器材 微量加样器、加样Tip头、冰箱等。

3. 0.9%生理盐水。

4. 被检血清。

【实验步骤】

1. 定性试验

(1) 分别吸取50μl梅毒阳性对照、阴性对照和待测血清,均匀铺加在纸卡的3个圆圈中。

(2) 用专用滴管及针头分别垂直滴加TRUST试剂1滴于上述血清中。

(3) 按100r/min摇动8分钟,肉眼观察结果。

2. 半定量试验 将待检血清用生理盐水作倍比稀释,然后按上述定性方法进行试验,以呈现明显凝集反应的最高稀释度作为该血清的凝集效价。

【实验结果】

1. 阳性反应(+++~++++) 可见中等或较大的红色凝聚物。

2. 弱阳性反应(+~++) 可见较小的红色凝聚物。

3. 阴性反应(-) 可见均匀的抗原颗粒而无凝聚物。

【参考范围】

正常人为阴性。

【临床意义】

Ⅰ期和Ⅲ期梅毒血清中反应素阳性率达到53%以上,Ⅱ期梅毒及先天性梅毒阳性率可达100%,作为诊断梅毒的初筛试验。TRUST为非梅毒螺旋体抗原试验,特异性较差,存在假阳性,主要表现在结缔组织病、自身免疫性疾病等血清中也可出现反应素。对于敏感性,由于感染梅毒后反应素的出现晚于梅毒特异性抗体(TPPA),且晚期梅毒反应素可转阴,因此发生梅毒血清假阴性反应。

【注意事项】

1. 本试验在23~29℃条件下进行。

2. TRUST试剂使用前应充分摇匀。

3. 为避免干扰结果,高血脂、溶血或污染的血清不要用于检测,样本不应加热灭活。

4. 本试验系非特异性反应,需结合临床进行综合分析,必要时需作梅毒螺旋体抗体特异性试验。

【方法评价】

操作简便、快速、无需特殊仪器,作为检测梅毒的初筛试验。

(方　芳)

目 标 测 试

一、单项选择题

1. 凝集试验与沉淀试验相比,相同之处为

   A. 反应一步完成　　　　　　　　　　B. 均可检测可溶性抗原

   C. 均可检测颗粒性抗原　　　　　　　D. 反应所需时间接近

   E. 结果判断一致

2. 沉淀反应中抗原过量的现象称为

   A. 前带　　　　　　　　B. 后带　　　　　　　　C. 带现象

   D. 等价带　　　　　　　E. 拖尾现象

二、思考题

1. 简述梅毒血清反应的原理、方法、结果判断。

2. 梅毒血清反应阳性是否一定是梅毒患者?

实验考核评价指标与评分参考表（100 分）

实验日期：_____ 评分人：_____

考核指标	考核内容	评 分 指 标	标准分值	得分
实验前准备工作（20%）	1. 实验前用物品准备	1. 试剂选择（梅毒血清检测试剂盒）	4	
		2. 器材准备（反应板、标记笔、试管等）	4	
		3. 血清	4	
		4. 反应板安排情况（根据标本量多少）	4	
		5. 其他用品	4	
小计			20	
基本操作技能（70%）	2. 梅毒血清检测操作	1. 取出梅毒血清检测试剂盒	6	
		2. 取出反应板	6	
		3. 加血清、阴阳性对照	6	
		4. 加抗原	6	
		5. 混匀	10	
		6. 观察结果	6	
		7. 生物安全观念（试验前、中、后）	6	
		8. 操作注意事项提问	6	
	3. 结果判断报告	9. 结果观察方法	6	
		10. 结果判断方法	6	
		11. 结果报告方法	6	
小计			70	
实验结束后工作（10%）	4. 实验结束后行为习惯	1. 反应板消毒处理	4	
		2. 标本处理	2	
		3. 实验台整理	2	
		4. 卫生工作	2	
小计			10	
总 计			100	

实验七 抗链球菌溶血素"O"和类风湿因子的定性检测(胶乳凝集试验)

一、抗链球菌溶血素"O"(ASO)的检测

【实验目的】

1. 掌握胶乳凝集试验检测 ASO 的实验原理、方法、操作步骤、结果观察。

2. 熟悉 ASO 检测的临床意义。

【实验原理】

将链球菌溶血素"O"(streptolysin O,SLO)吸附在聚苯乙烯胶乳颗粒表面制成胶乳试剂,与待测血清混合,若待测血清中有抗链球菌溶血素"O"(ASO),即可出现肉眼可见的凝集现象。

【实验材料】

1. 试剂 ASO 胶乳试剂,阴性对照、阳性对照血清。

2. 待测血清。

3. 其他材料 微量加样器、Tip 头、牙签、黑格反应板、废物杯、84 消毒液等。

【实验步骤】

1. 取洁净黑格反应板 1 块。

2. 在反应板对应格中分别加待测血清 20μl,阴性对照血清、阳性对照血清各 1 滴。

3. 加 ASO 胶乳试剂 1 滴于上述各格中,牙签混匀,轻轻摇动反应板,2~3 分钟后观察结果。

【实验结果】

1. 结果判断方法

(1) 先观察阳性对照和阴性对照,阳性对照格应出现凝集的胶乳颗粒,阴性对照格无凝集,仍保持均匀胶乳状。

(2) 待测血清格内若出现胶乳颗粒凝集且液体澄清者为阳性,胶乳颗粒不凝集,仍保持均匀胶乳状为阴性。

2. 结果报告

(1) 有凝集报 ASO:阳性。

(2) 无凝集报 ASO:阴性。

【参考范围】

正常人为阴性。

【临床意义】

SLO 抗原性强,85%~90%的化脓性链球菌感染者,在感染后 2~3 周至病愈后数个月到 1 年内可检出 ASO,风湿热患者血清中 ASO 显著增高。

【注意事项】

1. 加试剂和阴、阳性对照,保证液滴大小一致。

2. 若阴、阳性对照结果出现异常,则结果无效。

3. 标本溶血、高脂血症、高胆红素血症、被细菌污染,都会影响本试验的结果。

4. 胶乳试剂不能冻结,置 4℃ 条件下可保存 1 年。

5. 胶乳试剂在使用前,应在室温环境中放置 30 分钟以上,并且混匀。

【方法评价】

1. 方法应用 作为化脓性链球菌感染和风湿热的辅助诊断指标。

2. 方法评价　胶乳凝集试验操作简便、快速、无需特殊仪器,常用于定性检测,是某些疾病诊断较好的过筛试验。

二、类风湿因子(RF)的检测

【实验目的】

1. 掌握胶乳凝集试验检测 RF 的实验原理、方法、操作步骤、结果观察。

2. 熟悉 RF 因子检测的临床意义。

【实验原理】

RF 因子是人抗变性 IgG 的自身抗体,将纯化的人 IgG 吸附在聚苯乙烯胶乳颗粒上作为诊断试剂,患者血清中如含有 RF 因子,可引起胶乳颗粒的凝集。

【实验材料】

1. 试剂　人 IgG 致敏的胶乳颗粒,阴性对照、阳性对照血清。

2. 待测血清。

3. 其他材料　微量加样器、Tip 头、牙签、黑格反应板、废物杯、84 消毒液等。

【实验步骤】

1. 取洁净黑格反应板 1 块。

2. 在反应板对应格中分别加入待测血清 20μl、阴性对照和阳性对照各 1 滴。

3. 每格中均滴入 1 滴胶乳试剂,用牙签混匀后,轻轻摇动反应板,2~3 分钟后观察结果。

【实验结果】

1. 结果判断方法

（1）先观察阳性对照和阴性对照,阳性对照格应出现凝集的胶乳颗粒,阴性对照格无凝集,仍保持均匀胶乳状。

（2）待测血清格内若出现胶乳颗粒凝集且液体澄清者为阳性,若胶乳颗粒不凝集,仍保持均匀胶乳状为阴性。

2. 结果报告

（1）有凝集报 RF:阳性。

（2）无凝集报 RF:阴性。

【参考范围】

正常人为阴性。

【临床意义】

1. 75%~85% 的类风湿关节炎患者血清中可检出 RF,RF 的血清含量与疾病严重程度相关。

2. 干燥综合征、SLE、进行性系统硬化症患者血清常可检出 RF。RF 偶可见于结节性多动脉炎、冷球蛋白血症及亚急性感染性心内膜炎患者。

3. 某些正常人、尤其是年龄较大者的血清也可检出 RF,阳性率 2%~5%。

【注意事项】

1. 加试剂和阴、阳性对照,保证液滴大小一致。

2. 若阴、阳性对照结果出现异常,则结果无效。

3. 胶乳试剂及阴、阳对照应贮存于 4℃ 条件下,勿冷冻,使用前恢复至室温,并且摇匀。

4. 该法只能检出血清中的 IgM 型 RF。

【方法评价】

1. 方法应用　常用于类风湿关节炎的辅助诊断。

2. 方法评价　胶乳凝集试验操作简便、快速、无需特殊仪器,常用于定性检测,是某些疾病诊断较好的过筛试验。

（周秀萍）

目 标 测 试

一、单项选择题

1. RF 是针对哪种物质的抗体

   A. 免疫球蛋白　　　　　　B. 正常 IgG　　　　　　C. 变性 IgG

   D. 关节　　　　　　　　　E. 变性 IgA

2. 胶乳凝集试验可用于检测下列哪种 RF

   A. IgG 型　　　　　　　　B. IgM 型　　　　　　　C. IgA 型

   D. IgG 和 IgM 型　　　　　E. IgG 和 IgA 型

3. ASO 的检测辅助诊断哪种细菌的感染

   A. 淋球菌　　　　　　　　B. 脑膜炎球菌　　　　　C. 肺炎链球菌

   D. 葡萄球菌　　　　　　　E. 化脓性链球菌

4. 类风湿关节炎是

   A. 免疫增殖病　　　　　　B. 免疫缺陷病　　　　　C. 自身免疫病

   D. 感染性疾病　　　　　　E. 外伤

5. 检测 ASO 的胶乳试验属于

   A. 直接凝集试验　　　　　B. 反向凝集试验　　　　C. 间接凝集试验

   D. 间接凝集抑制试验　　　E. 抗球蛋白试验

二、思考题

1. RF 因子阳性是否一定是类风湿关节炎患者？

2. ASO 的检测可以辅助诊断哪些疾病？

实验考核评价指标与评分参考表(100分)

实验日期:_____ 评分人:_____

考核指标	考核内容	评 分 指 标	标准分值	得分
实验前准备工作(15%)	1. 实验前用物品准备	1. 试剂盒的清点(ASO胶乳试剂、阴性对照、阳性对照),阅读说明书	5	
		2. 试剂是否置室温30分钟,并且摇匀	2	
		3. 器材准备(黑格反应板、微量加样器、牙签等)	3	
		4. 待测血清是否合格	5	
小计			15	
基本操作技能(70%)	2. 胶乳凝集试验操作	1. 反应板标记	3	
		2. 待测血清加样方法	5	
		3. 胶乳试剂的加样方法	5	
		4. 操作姿势正确(坐姿、微量加样器的使用等)	10	
		5. 混匀方法	2	
		6. 生物安全观念(实验前、中、后)	10	
		7. 操作注意事项提问	5	
	3. 结果判断报告	8. 结果观察方法正确与否	10	
		9. 结果判断方法正确与否	10	
		10. 结果报告方法正确与否	10	
小计			70	
实验结束后工作(15%)	4. 实验结束后行为习惯	1. 器材(反应板、Tip头)消毒处理	5	
		2. 标本处理	5	
		3. 实验台整理	2	
		4. 卫生工作	3	
小计			15	
总 计			100	

第三单元

免疫沉淀类检验技术

实验八　血清 IgG、IgA、IgM 定量检测（透射比浊法）

【实验目的】

1. 掌握透射比浊法检测血清 Ig 的实验原理、方法、操作步骤、结果观察。

2. 熟悉血清 Ig 定量检测的临床意义。

3. 了解免疫球蛋白的生物学活性。

【实验原理】

待测血清中的 Ig 与相应羊抗人 Ig 抗体发生反应形成免疫复合物,增浊剂聚乙二醇(PEG)可加速免疫复合物的形成,并使其浊度增加。当抗体量固定且过量时,溶液中待测 Ig 的含量与形成的免疫复合物量成正比。使用分光光度计测定反应液的吸光度 A 值(浊度),采用已知不同浓度的 Ig 为横坐标,以其吸光度 A 值为纵坐标,作标准曲线,通过标准曲线可求出待测血清中的 Ig 含量。

【实验材料】

1. PEG-NaF 稀释液　PEG(分子量 6000～8000)40.0g,NaF 20.0g,NaCl 19.0g,NaN$_3$ 1.0g,加蒸馏水溶解至 1000ml,双层滤纸过滤。

2. 血清　羊抗人 IgG、IgA、IgM 抗血清,Ig 标准参考血清。

3. 器材　试管、试管架、1ml 吸管、加样器、坐标纸、铅笔、恒温水浴箱、离心机、分光光度计或半自动生化分析仪等。

【实验步骤】

1. 基本步骤　见图 8-1。

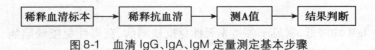

图 8-1　血清 IgG、IgA、IgM 定量测定基本步骤

2. 实验操作

(1) 待检血清标本稀释:测 IgG,血清按 1:10 用生理盐水稀释,测 IgA 和 IgM 时血清可不稀释。

(2) 抗血清稀释:按厂家说明书标明效价的 80% 稀释,即效价为 1:100 的抗血清按 1:80 稀释使用。例如,效价 1:100 的羊抗人 IgG 血清,取 12.5μl 加入 1ml PEG-NaF 稀释液中即为 1:80 稀释。具体加样见表 8-1。

(3) 测定吸光度 A 值:加样完毕后,充分混匀,置 37℃温育 30 分钟。以 PEG-NaF 稀释液作空白,用分光光度计或半自动生化分析仪测定 340nm 处 A 值。

(4) 标准曲线的绘制:将标准 Ig 参考血清稀释成 5 个不同浓度的标准管,按上述操作步骤进行,测定各管的 A 值。以已知浓度的 Ig 含量为横坐标,以 A 值为纵坐标,制备标准曲线。

表 8-1　免疫比浊法测定免疫球蛋白的操作程序

操作程序	测 IgG	测 IgA	测 IgM
PEG-NaF 稀释液(ml)	1.0	1.0	1.0
抗血清(μl)	12.5	12.5	12.5
待测血清(μl)	1.0(稀释血清)	5.0(原血清)	10.0(原血清)

【实验结果】

用待测血清的 A 值查标准曲线,可得出其中的 Ig 含量。

【参考范围】

不同年龄组健康人血清 3 种免疫球蛋白含量参考值见表 8-2。

表 8-2　各年龄组 IgG、IgA、IgM 参考值(单位:g/L)

年龄	IgG	IgA	IgM
新生儿	9.70±4.00	0.008±0.005	0.13±0.07
4 个月	5.20±1.98	0.24±0.11	0.57±0.34
7 个月	5.54±2.34	0.23±0.18	0.56±0.32
1 岁	6.40±2.80	0.32±0.24	0.82±0.44
3 岁	7.20±3.38	0.64±0.50	0.84±0.44
7 岁	7.80±2.80	0.86±0.52	0.94±0.50
12 岁	10.20±3.84	1.21±0.58	0.85±0.56
15 岁	9.80±3.44	1.39±0.99	0.94±0.52
18 岁	10.30±3.84	1.49±0.96	0.93±0.52
成人	12.87±1.35	2.35±0.34	1.08±0.24

【临床意义】

1. IgG、IgA、IgM 均升高,常见于各种慢性感染、慢性肝病、肝硬化、淋巴瘤和某些自身免疫性疾病,如系统性红斑狼疮、类风湿关节炎等。

2. 单一免疫球蛋白增高,主要见于免疫增殖性疾病,如多发性骨髓瘤、原发性巨球蛋白血症等。

3. IgG、IgA、IgM 均降低,常见于各类先天性免疫缺陷病、获得性免疫缺陷病、联合免疫缺陷病及长期使用免疫抑制剂的患者。单一 IgA 降低常见于反复呼吸道感染患者。

4. 新生儿和婴幼儿由于体液免疫功能尚未成熟,IgG、IgA、IgM 的含量均比成人低,需按年龄组参考范围来进行分析和判断。

【注意事项】

1. 抗原和抗体的比例是影响浊度形成的关键因素。当抗原过量时,由于钩状效应,形成的免疫复合物(IC)分子小,使浊度下降。当反应液中抗体过量时,IC 的形成随着抗原量递增。但这种抗体过剩又必须适量,测定 IgG 时,血清样品做 1∶1000 ~ 1∶2000 稀释;测定 IgA 按 1∶100 ~ 1∶200 稀释;测定 IgM 按 1∶50 ~ 1∶100 稀释比较合适。

2. 特异性强,效价高,并使用亲和力较强的 R 型抗体。由于不同制品抗血清效价不同,因此每批制品都需要测定最适抗体浓度。

3. 抗原抗体反应液的最适 pH 为 6.5 ~ 8.5。

4. 电解质可以中和抗原抗体结合物的表面电荷,促进结合物相互凝集形成浊度。在一定范围内,离子强度大,IC 形成快。

5. PEG 的用量一般为 3% ~ 4% ,浓度过高将引起血清中其他蛋白质非特异性沉淀,形成伪浊度,影响测定结果的准确性。

【方法评价】

透射比浊法灵敏度高于单向琼脂扩散 5 ~ 10 倍,批内、批间重复性好,操作简便、快速。但反应时间长,抗原或抗体量极度过剩时易出现可溶性复合物,造成测定误差。

(刘琳琳)

目 标 测 试

一、单项选择题

1. 临床检测血清、尿和脑脊液中蛋白含量的常用仪器设计原理是

　　A. 免疫比浊测定原理 　　　　　　　　B. 酶免疫测定原理

　　C. 免疫荧光测定原理 　　　　　　　　D. 化学发光免疫测定原理

　　E. 电化学发光免疫测定原理

2. 能用免疫比浊法进行快速定量的生化项目有

　　A. 葡萄糖 　　　　　　B. 胆固醇 　　　　　　C. 尿素

　　D. 肌酐 　　　　　　　E. 免疫球蛋白

二、思考题

分析影响透射比浊法测量血清 Ig 试验结果的主要因素。

实验考核评价指标与评分参考表（100 分）

实验日期：＿＿＿＿＿＿＿＿＿＿＿＿＿＿ 评分人：＿＿＿＿＿＿＿＿＿＿＿＿

考核指标	考核内容	评 分 指 标	标准分值	得分
实验前准备工作（20%）	1. 实验前用物品准备	1. 试剂选择（Ig 标准参考血清、PEG-NaF 稀释液等）	4	
		2. 器材准备（试管、吸管选择；标记笔等）	4	
		3. 稀释血清用物品准备（试管、吸管等）	4	
		4. 试管排放情况（试管大小、试管数量等）	4	
		5. 检测仪器确认（分光光度计等）	4	
小计			20	
基本操作技能（70%）	2. 透射比浊法实验操作	1. 待检血清及抗血清的稀释	6	
		2. 抗血清的加样方法	6	
		3. 标准曲线的制作	6	
		4. 分光光度计等仪器的操作	6	
		5. 操作姿势（吸管、洗耳球使用等）	10	
		6. 混匀方法（单个试管、整架试管）	6	
		7. 生物安全观念（试验前、中、后）	6	
		8. 操作注意事项提问	6	
	3. 结果判断报告	9. 结果观察方法	6	
		10. 结果判断方法	6	
		11. 结果报告方法	6	
小计			70	
实验结束后工作（10%）	4. 实验后行为习惯	1. 试管消毒处理	4	
		2. 标本处理	2	
		3. 实验台整理	2	
		4. 卫生工作	2	
小计			10	
总 计			100	

实验九　C3、C4 定量检测(速率散射比浊法)

【实验目的】

1. 掌握速率散射比浊法检测血清 C3、C4 实验原理、方法、操作步骤、结果观察。

2. 熟悉 C3、C4 定量检测的临床意义。

【实验原理】

待测血清中 C3(C4)与抗 C3(C4)血清在液相中反应,形成的免疫复合物颗粒具有特殊的光学特性,使反应液出现浊度。速率是指单位时间内抗原、抗体形成免疫复合物的速度。抗原与抗体混合后的瞬间便引发反应,其反应速度由慢到快,单位时间内形成的免疫复合物不断增多,随后逐渐减慢,在某一时间段抗原抗体反应速率最快,单位时间内免疫复合物形成的量最多,散射光强度变化最大,即所谓的速率峰。当反应体系中的抗体量过剩时,速率峰的高低只与 C3(C4)含量成正比,仪器将测得的速率峰值通过对应的标准曲线转换成相应的 C3(C4)浓度。

【实验材料】

1. 空腹静脉血　2ml,不抗凝。

2. 免疫比浊仪配套 C3、C4 试剂盒　内含有稀释液、缓冲液、抗血清等,按说明书配制。

3. 全自动特种蛋白分析仪。

【实验步骤】

1. 基本步骤　见图 9-1。

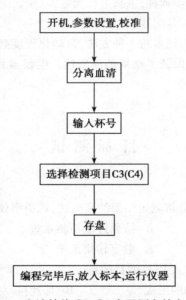

图 9-1　血清补体 C3、C4 定量测定基本步骤

2. 实验操作

(1) 开机,相关参数设置,校准。

(2) 标本处理,3500r/min 离心 10 分钟,分离血清。

(3) 根据操作程序进行样品测定:①输入杯号;②选择所测项目 C3(C4);③存盘;④编程完毕后,将标本放入标本杯中,且放入标本盘中相应位置,将所做项目的试剂放入试剂盘中相应位置,确认无误后,开始运行特种蛋白分析仪。

【实验结果】

根据标准曲线可得出待测血清中 C3(C4)含量。

【参考范围】

免疫速率散射比浊法参考范围为：C3 0.79～1.52g/L；C4 0.16～0.38g/L。

【临床意义】

1. C3 和 C4 升高见于风湿性疾病的急性期，包括类风湿关节炎、风湿热、强直性脊柱炎等；其他疾病如急性病毒性肝炎、恶性肿瘤、糖尿病、甲状腺炎、伤寒、大叶性肺炎等；此外器官移植排斥反应时 C3 常升高。

2. C3 降低的意义较大，敏感性更高。70% 以上的急性肾小球肾炎早期、85% 链球菌感染后肾炎患者及狼疮性肾炎 C3 下降；冷球蛋白血症 C4 明显降低、SLE 大多数患者 C3 和 C4 降低，严重肝脏疾病蛋白质合成受损补体下降。

【注意事项】

1. 补体容易失活、降解　待测血清在室温（18～25℃）不得超过 6 小时，2～8℃不得超过 24 小时，故应于抽血分离血清后立即测定，否则于-20℃冻存。

2. 标本中的混浊和颗粒可能对测定有干扰　含有颗粒的标本必须在检测前进行离心沉淀，脂血标本或混浊标本未经离心不得使用。

3. 待测标本适当稀释　在整个测定过程中，抗原抗体快速反应，在规定的时间内反应介质中的抗体应与待检抗原全部结合，无游离抗原存在。此时，再加入已知的 C3（C4），该抗原与剩余游离抗体结合形成复合物，可出现第二个速率峰值信号，由此证明第一次速率峰值信号是全部由待测抗原产生的。若加入 C3（C4）后不出现第二速率峰，表明反应介质中已无游离抗体存在，说明待测标本中抗原浓度过高，第一速率峰值信号可能仅由部分待测抗原产生，其测定结果不准确，提示应将待测标本进一步稀释，重新进行测定，以保证检测结果的准确性。

【方法评价】

散射比浊法是目前临床应用较多的一种方法，自动化程度高，具有快速、灵敏、准确、精密等优点。采用抗原过量检测方法，保证了结果的准确性。但仪器和试剂价格比较贵，对抗体的质量要求较高。

（刘琳琳）

目 标 测 试

一、单项选择题

1. 为了保证速率散射测定分析测定结果的准确性，该类型仪器中特有的设计是

    A. 抗体过量检测系统　　　　B. 抗原过量检测系统　　　C. 样本自动稀释系统

    D. 信号处理系统　　　　　　E. 数字转换系统

2. 在速率散射比浊法中，加入 PEG 的目的是

    A. 减缓抗原抗体复合物的形成　　　　B. 加速抗原抗体复合物的形成

    C. 减少伪浊度的形成　　　　　　　　D. 降低抗原抗体的亲和力

    E. 提高抗原抗体的亲和力

二、思考题

试述补体测定的临床应用。

实验考核评价指标与评分参考表(100 分)

实验日期:＿＿＿＿＿＿＿＿＿＿＿＿＿＿　　评分人:＿＿＿＿＿＿＿＿＿＿＿

考核指标	考核内容	评 分 指 标	标准分值	得分
实验前准备工作(20%)	1. 实验前用物品准备	1. 试剂选择(C3、C4 试剂盒)	5	
		2. 器材准备	5	
		3. 采血材料准备(棉签、消毒液、采血针等)	5	
		4. 检测仪器确认(特种蛋白分析仪等)	5	
小计			20	
基本操作技能(70%)	2. 速率散射比浊法操作	1. 静脉血采集操作	6	
		2. 血清的分离	6	
		3. 仪器相关参数的设置	6	
		4. 仪器校准、编程	6	
		5. 标本、试剂的放置	6	
		6. 特种蛋白分析仪的操作	10	
		7. 生物安全观念(试验前、中、后)	6	
		8. 操作注意事项提问	6	
	3. 结果判断报告	9. 结果观察方法	6	
		10. 结果判断方法	6	
		11. 结果报告方法	6	
小计			70	
实验结束后工作(10%)	4. 实验后行为习惯	1. 消毒处理	4	
		2. 标本处理	2	
		3. 实验台整理	2	
		4. 卫生工作	2	
小计			10	
总　计			100	

实验十　抗链球菌溶血素"O"定量检测（免疫胶乳比浊法）

【实验目的】

1. 掌握 ASO 定量检测（免疫胶乳比浊法）的原理、方法、操作步骤及结果观察。

2. 熟悉 ASO 定量检测的临床意义。

3. 了解特种蛋白测定仪的使用与维护。

【实验原理】

链球菌溶血素"O"（SLO）是链球菌的一种胞外产物，人被溶血性链球菌感染后 2～3 周，体内便产生抗链球菌溶血素"O"（ASO）的抗体。本实验 ASO 的测定是建立在胶乳免疫增强测定法基础上，该方法的基本原理是将抗体或抗原吸附在大小适中、均匀一致的胶乳颗粒上，制成致敏的胶乳颗粒，当遇到相应抗原或抗体时，发生反应形成抗原抗体复合物，引起胶乳颗粒凝集。单个的胶乳颗粒直径在入射光波长之内并不阻碍光线通过，两个或两个以上胶乳颗粒凝聚时则引起透射光减少。在本实验中，当血清中含有 ASO 时，它与 SLO 胶乳颗粒试剂反应，形成免疫复合物并产生浊度，通过两点终点法测量反应生成的浊度变化，并与标准品比较，可得出样本中 ASO 的浓度。

【实验材料】

1. 标本　空腹静脉血 2ml，不抗凝。

2. 免疫比浊仪配套 ASO 定量试剂盒　内含有缓冲液、SLO 胶乳颗粒试剂及标准品等，按说明书配制。

3. 全自动特种蛋白分析仪。

【实验步骤】

1. 基本步骤　见图 10-1。

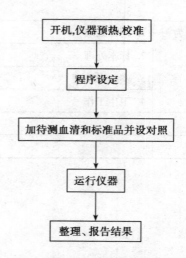

图 10-1　血清 ASO 定量测定基本步骤图

2. 实验操作

（1）仪器准备：开机，仪器预热，校准。

（2）标本及标准品准备：抗凝血标本经 2000r/min 离心 10 分钟，分离血清；标准品按试剂盒说明配制。

（3）程序设定：设定检测项目（ASO）、时间、样品编号、测定波长及标准曲线等参数。

（4）标本检测：将待测血清及标准品标本放入标本杯中（同时设空白对照），且放入标本盘中相应位置，将所做项目的试剂放入试剂盘中相应位置，确认无误后，开始运行特种蛋白分析仪。

【实验结果】

根据标准曲线可得出待测血清中 ASO 含量。

【参考范围】

本试剂盒血清:0.0~200.0U/ml。

正常值因年龄、季节、气候、链球菌流行情况,尤其地区而有所差别,建议各实验室根据年龄、性别、饮食、地域的不同,建立自己的参考范围。

【临床意义】

血清 ASO 测定能为早期链球菌所导致的感染提供证据,临床主要用于急性风湿热、链球菌感染后的肾小球肾炎、咽炎及其他急性感染。通常,ASO 在急性链球菌感染后 3 周左右达到峰值,并保持在峰值水平 3~4 个月,然后逐渐降低到正常水平。另外,某些非链球菌感染性疾病如柯萨奇 B 病毒感染、高胆固醇血症、溶血、肝炎、肾病综合征及类风湿关节炎等,也可呈现非特异性的 ASO 增高,但是滴度不是很高,分析结果时应予以注意。

【注意事项】

1. 抗体易降解、失活。待测样本宜用新鲜血清,如当天采集样本不能测定请保存于-20℃,用前 37℃快速解冻。

2. 标本中的混浊和颗粒可能对测定有干扰。因此,应尽量避免使用脂血标本或混浊标本。

3. 结果如超过线性范围,请用生理盐水将样本按 1:1 稀释后再测。

4. 在胶乳颗粒试剂使用前,请缓慢上下颠倒几次。

5. 试剂打开后立即使用,使用后应保存在 2~8℃,试剂不可冷冻。

6. 避免试剂接触皮肤、眼及黏膜,一旦接触,应立即用水冲洗污染部位,必要时在医生的指导下做进一步处理。

7. 试剂中含叠氮钠(NaN$_3$)等有害物质,用过的废瓶、废液应按有关规定销毁处理。

【方法评价】

1. 方法应用 常用于急性风湿热、链球菌感染后的肾小球肾炎等的辅助诊断。

2. 方法评价 本方法是基于胶乳颗粒的增强透射免疫比浊法,解决了传统免疫比浊法难以检测小分子抗原抗体复合物的缺陷。该方法敏感度高、试剂稳定、结果稳定可靠、特异性好、精确度高。

(任来峰)

目 标 测 试

一、单项选择题

1. 透射免疫比浊法是

　A. 测定光线通过反应混合液时,被其中 IC 反射的光的强度

　B. 测定光线通过反应混合液时,被其中 IC 折射的光的强度

　C. 测定光线通过反应混合液时,被其中 IC 吸收的光的强度

　D. 测定光线通过反应混合液时,透过的光的强度

　E. 测定光线通过反应混合液时,透射光的强度

2. 下列检测方法中敏感度最高的是

　A. 单向琼脂扩散　　　　B. 双向琼脂扩散　　　　C. 环状沉淀反应

　D. 絮状沉淀反应　　　　E. 免疫胶乳浊度测定法

二、思考题

1. 分析免疫胶比浊法测量 ASO 的主要影响因素。

2. 简述血清 ASO 测定的临床意义。

实验考核评价指标与评分参考表（100分）

实验日期：_____　　　评分人：_____

考核指标	考核内容	评 分 指 标	标准分值	得分
实验前准备工作（20%）	1. 实验前用物品准备	1. 试剂选择（ASO试剂盒）	5	
		2. 器材准备（棉签、消毒液、采血针等）	5	
		3. 稀释血清用物品准备（试管、吸管等）	5	
		4. 检测仪器确认（特种蛋白分析仪等）	5	
小计			20	
基本操作技能（70%）	2. 胶乳比浊法操作	1. 静脉采血操作	6	
		2. 血清的分离	6	
		3. 仪器开机、校准	6	
		4. 标本、试剂的放置	6	
		5. 程序设置	6	
		6. 特种蛋白分析仪的操作	10	
		7. 生物安全观念（试验前、中、后）	6	
		8. 操作注意事项提问	6	
	3. 结果判断报告	9. 结果观察方法	6	
		10. 结果判断方法	6	
		11. 结果报告方法	6	
小计			70	
实验结束后工作（10%）	4. 实验后行为习惯	1. 消毒处理	4	
		2. 标本处理	2	
		3. 实验台整理	2	
		4. 卫生工作	2	
小计			10	
总　计			100	

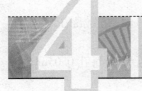

第四单元

酶免疫检验技术

实验十一　HBsAg 检测(ELISA 双抗体夹心法)

【实验目的】

1. 掌握双抗体夹心法检测 HBsAg 的原理、方法、操作步骤、结果观察与判断、报告、注意事项等。

2. 熟悉 HBsAg 检测的临床意义。

【实验原理】

采用抗 HBs 包被酶标板,用辣根过氧化物酶(HRP)标记的抗 HBs 为酶标抗体(酶结合物,即抗 HBs-HRP),以四甲基联苯胺(TMB)和过氧化氢为显色底物。当标本中存在 HBsAg 时,该 HBsAg 与包被在酶标板上的抗 HBs 结合并与抗 HBs-HRP 结合,形成抗 HBs-HBsAg-抗 HBs-HRP 复合物,加入显色底物后产生显色反应,反之则无显色反应。最后加入终止液终止反应,观察各孔的颜色变化或利用酶标仪检测各孔的光吸收值(A 值),判断试验结果并确定待测标本中 HBsAg 的含量。该试验具有敏感性高、特异性强、标准化程度高等特点。

【实验材料】

1. 待测标本。

2. HBsAg 检测 ELISA 试剂盒(双抗体夹心法)。

3. 振荡器、手掌式离心机、恒温箱、洗板机、酶标仪(检测波长 450nm,参考波长 630nm)。

4. 计时器、微量加样器、不同规格的 Tip 头、吸水纸、一次性手套等。

【实验步骤】

ELISA 双抗体夹心法检测 HBsAg 流程见图 11-1。

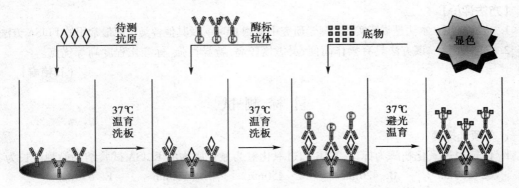

图 11-1　ELISA 双抗体夹心法检测 HBsAg 实验流程示意图

1. **实验准备**　从冷藏环境中取出 HBsAg 检测试剂盒,在室温下平衡 30 分钟;将浓缩洗涤液按说明书稀释为应用液。

2. **加待测标本**　每次试验设阴性、阳性对照各 2 孔,分别加入阴、阳性对照 0.1ml,空白对照 1 孔;其余各孔加入待测标本各 0.1ml,置 37℃孵育 60 分钟。

3. **洗板**　利用自动洗板机洗板,共洗涤 5 次。洗涤液应注满每孔,并确保每次吸净无残留,最后在吸水纸上拍干。

4. 加酶结合物(酶标抗体)　除空白对照孔外,各孔加入酶结合物 0.1ml,充分混匀,37℃ 孵育 30 分钟后洗板(洗板程序与上述步骤 3 相同)。

5. 加显色剂(底物)显色　先加入显色剂 A,每孔 0.05ml,再加入显色剂 B,每孔 0.05ml(空白对照孔均不加);充分混匀,37℃避光孵育显色 30 分钟。

6. 终止反应　每孔中加入终止液 0.05ml,混匀。

7. 结果观察与测定　直接用肉眼观察或用酶标仪检测各孔吸收值(A 值)。

【实验结果】

1. 目测法　在白色背景上用肉眼观察,阴性对照与空白对照不显色,阳性对照孔出现明显的颜色变化,被检样本孔显色深于阴性对照孔者可判为阳性,无色为阴性,以"+"、"-"号表示。

2. 酶标仪测定法　在酶标仪上测定各孔的 A 值(A_{450}),以单波长 450nm(以空白孔校零)或 450nm/630nm 双波长进行检测。

3. 结果报告

(1) 标本孔 A 值≥临界值(Cutoff 值)为阳性,标本孔 A 值<临界值为阴性。

(2) 阳性结果表示标本中含有 HBsAg,或非特异反应因素。

(3) 阴性结果表示标本中不含有 HBsAg,或标本中的 HBsAg 含量低于试剂盒的检测范围。

【参考范围】

1. 阴性对照平均 A 值<0.1,阳性对照平均 A 值>1.2。

2. 阴性对照平均 A 值<0.05 时按 0.05 计算,>0.05 时按实际值计算。

3. Cutoff 值计算　Cutoff 值=阴性平均 A 值×2.1。

【临床意义】

HBsAg 检测是临床实践中乙肝五项检测的重要指标之一。阳性结果的标本需要进行重复实验,只有经过重复或再重复实验仍为阳性结果的标本,可判断为 HBsAg 阳性。阳性结果的标本如复检为阴性结果,应被认为是阴性标本。

【注意事项】

1. 试验时,应分别以阳性对照与阴性对照控制试验条件,待检标品应作一式二份,以保证实验结果的准确性。有时本底较高,说明有非特异性反应,可采用羊血清、兔血清或 BSA 等封闭。

2. 洗板的步骤至关重要,洗涤时应确保洗涤干净并避免洗涤液过量溢出,避免假阳性。

3. 洗板时所用的吸水纸请勿反复使用。

【方法评价】

1. 方法应用　本法是临床实践和科学研究中检测 HBsAg 及其他各类抗原最常用的 ELISA 方法。

2. 方法评价　该方法具有操作简便、灵敏度较高、特异性强、标准化程度高等优点。

(石艳春)

目 标 测 试

一、单项选择题

1. 以辣根过氧化物酶为标记,TMB 和过氧化氢为显色底物的 ELISA 试验结果检测波长为
   A. 260nm　　　　B. 420nm　　　　C. 450nm　　　　D. 530nm　　　　E. 570nm

2. ELISA 双抗体夹心法检测 HBsAg 试验的结果判断方法为
   A. 标本孔 A 值≥临界值为阳性　　　　　　B. 标本孔 A 值<临界值为阳性
   C. 标本孔 A 值=临界值为阴性　　　　　　D. 标本孔 A 值>临界值为阴性
   E. 标本孔 A 值≥临界值为阴性

二、思考题

1. ELISA 双抗体夹心法检测 HBsAg 的实验原理和临床意义是什么?

2. ELISA 双抗体夹心法检测 HBsAg 的结果如何判断?

3. 双抗体夹心法 ELISA 试验的注意事项有哪些?

实验考核评价指标与评分参考表（100 分）

实验日期：_____ 评分人：_____

考核指标	考核内容	评 分 指 标	标准分值	得分
实验前准备工作（20%）	1. 实验前用物品准备	1. 试剂选择（HBsAg 检测 ELISA 试剂盒等）	4	
		2. 试剂盒和标本准备（平衡至室温、稀释洗涤液）	4	
		3. 仪器设备（恒温箱、洗板机、酶标仪）	4	
		4. 实验所需耗材（微量加样器、一次性手套等）	4	
		5. 反应板安排情况（根据标本量及各种对照）	4	
小计			20	
基本操作技能（70%）	2. ELISA 实验操作	1. 标本及洗涤液预处理（稀释）	4	
		2. 阴性、阳性对照及空白对照的设计和加样	8	
		3. 标本加样方法	6	
		4. 孵育及洗板	8	
		5. 显色剂加样方法	8	
		6. 终止反应	6	
		7. 生物安全观念（试验前、中、后）	6	
		8. 操作注意事项提问	6	
	3. 结果判断报告	9. 结果观察及测定方法	6	
		10. 结果判断方法	6	
		11. 结果报告方法	6	
小计			70	
实验结束后工作（10%）	4. 实验结束后行为习惯	1. 试剂、耗材的储存及仪器使用登记	4	
		2. 反应板及标本处理	2	
		3. 实验台整理	2	
		4. 卫生工作	2	
小计			10	
总　计			100	

实验十二 HBsAb 检测(ELISA 双抗原夹心法)

【实验目的】

1. 掌握 ELISA 双抗原夹心法测定 HBsAb 的实验原理、操作步骤与结果判定。

2. 熟悉酶标仪的使用。

【实验原理】

将特异性 HBsAg 包被于固相载体上,待测标本(HBsAb)分别与固相抗原(HBsAg)、酶标抗原(HRP-HBsAg)结合形成固相抗原-抗体-酶标抗原复合物,由于反应体系中固相抗原与酶标抗原的量相对于待测抗体是过量的,因此,复合物的量与待测抗体的含量呈正比,通过酶催化底物显色反应的强度即可判断待测抗体的有无与含量。

【实验材料】

1. 待测血清。

2. 酶标记物(HRP-HBsAg)。

3. 阳性、阴性对照血清。

4. 洗涤液(含 PBS 和 Tween20 的缓冲液)。

5. 底物液 A(含过氧化物的枸橼酸盐缓冲液)。

6. 底物液 B[含溶于枸橼酸盐缓冲液中的四甲基联苯胺(TMB)]。

7. 终止液 1mol/L H_2SO_4 溶液。

8. 酶标板(已包被 HBsAg)、酶标仪、微量加样器、洗板机、水浴箱或恒温箱、蒸馏水或去离子水。

【实验步骤】

1. 基本步骤 见图 12-1。

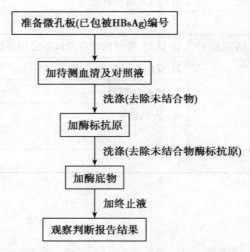

图 12-1 双抗原夹心法测 HBsAb 基本步骤图

2. 实验操作方法

(1) 试剂盒样本放置室温平衡 30 分钟。

(2) 加样:将待测血清,阳性与阴性对照血清各 100μl 加于已包被抗原之相应孔内,轻轻振荡混匀,用封板膜将板孔封好。

(3) 温育:置 37℃ 孵育 60 分钟。

(4) 加酶标记物:小心将封板膜揭掉,除空白对照孔外,每孔加 50μl 酶标记物,轻轻振荡混匀,用封板膜将板孔封好。

（5）温育:置37℃孵育30分钟。

（6）洗涤:小心将封板膜揭掉。①手工洗板:扣去孔内液体,洗涤液注满各孔,静置20~60秒,甩干,重复5次后拍干。②洗板机洗板:使用洗板机吸干孔内液体,用洗涤液充分洗涤5次（设定每遍洗涤有20~60秒的浸泡时间）。最后一次洗完后尽量在吸水纸或干净纱布上将板拍干。

（7）显色:每孔加底物液A、B各50μl轻轻振荡混匀,用封板膜封板后,置37℃孵育30分钟。

（8）终止反应:小心将封板膜揭掉,每孔加50μl终止液终止反应。

（9）结果观察与测定:直接用肉眼观察或用酶标仪检测各孔A值。

【实验结果】

1. 目测法　在白色背景上用肉眼观察,阴性对照与空白对照不显色,阳性对照孔出现明显的颜色变化,被检样本孔显色深于阴性对照孔者可判为阳性,无色为阴性。

2. 酶标仪测定法　采用反应底物的最大吸收波长测定各孔吸光度值,本试验底物为TMB,最大吸收波长为450nm,因此应在450nm波长处用酶标仪测定吸光度值,以空白对照管调零后测各孔OD值,若样本孔OD值/阴性对照孔平均OD值≥2.1判定为阳性,否则为阴性,测定须在30分钟内完成（阴性对照孔平均OD值若小于0.05,按0.05计算）。

【参考范围】

1. 阴性对照平均A值<0.1,阳性对照平均A值>1.2。

2. 阴性对照平均A值<0.05时按0.05计算,>0.05时按实际值计算。

3. Cutoff值计算　Cutoff值=阴性平均A值×2.1。

【临床意义】

1. HBsAb阳性证明以往有过乙型肝炎病毒感染的历史,机体产生了一定的免疫力。

2. 注射乙型肝炎疫苗或HBsAb免疫球蛋白,HBsAb可呈阳性反应。

3. HBsAb是保护性抗体,血中抗体滴度在1∶64或P/N>10以上时才对机体有保护作用。

【注意事项】

1. 根据试剂盒,操作应严格按说明书进行。

2. 避免在有挥发性物质及次氯酸类消毒剂（如84消毒液）的环境下操作。

3. 加样品和液体试剂时必须用加样器加样,并定期校准。加入不同样品或不同试剂组分时,应更换加样器吸头,以避免出现交叉污染。

4. 洗涤时各孔均需加满洗涤液,防止孔口有游离酶不能洗净。若浓缩洗涤液出现结晶,可于37℃放置至溶解。洗板结束后必须立即进行下一步操作,不可使酶标板孔干燥。

5. 显色时必须先加底物液A、再加底物液B;肉眼可见浅蓝色的底物液B废弃不用。

6. 含H_2SO_4的终止液,使用时必须注意安全。一旦接触到试剂,立即用足量的水清洗。

7. 测定结果须以酶标仪读数为准,用空白对照管调零,测定需在30分钟内完成。

8. 读取结果时,应擦干酶标板底部,且孔内不能有气泡。不要触碰孔底部的外壁,指印或划痕都可能影响板孔的读数。

9. 配制及盛放工作用洗涤液的容器应保持清洁并定期清洗,以防微生物污染导致假阳性反应。

10. 所有样本、废液和废弃物都应按传染物处理。

11. 不能使用严重溶血及含任何悬浮物的样本。

12. 不同批号的特异性试剂不可混用,亦不可与其他厂家试剂混用。

【方法评价】

1. 方法应用　双抗原夹心法常用于 HBsAb 的检测,以测定人群对乙型肝炎病毒的免疫力。

2. 方法评价　双抗原夹心法是检测抗体的常用方法,具有敏感度高,特异性强,操作简便,试剂成本低与有效期长、环保,便于自动化与标准化和适用于大批量人群筛查等优点,是目前在国内实验室被广泛应用的一种酶免疫测定技术,缺点是易产生假阳性结果。

(王志敏)

目 标 测 试

一、单项选择题

1. TMB 经 HRP 作用后呈现蓝色,加入硫酸终止后呈现黄色,其最大吸收波长为

    A. 380nm   B. 420nm   C. 450nm

    D. 490nm   E. 570nm

2. ELISA 板包被后,最常用的封闭剂是

    A. 人球蛋白   B. 牛球蛋白

    C. 人白蛋白   D. 牛白蛋白

    E. 磷酸盐吐温缓冲液(PBST)

3. ELISA 检测方法中,HRP 的底物不包括

    A. OPD   B. TMB   C. 4-MUG

    D. 5-ASA   E. ABTS

4. ELISA 包被时通常使用的缓冲液为

    A. pH 7.4 磷酸盐缓冲液   B. pH 7.4 碳酸盐缓冲液

    C. pH 7.4 枸橼酸盐缓冲液   D. pH 8.6 磷酸盐缓冲液

    E. pH 9.6 碳酸盐缓冲液

5. ELISA 双抗原夹心法检测抗体时,固相载体包被物是

    A. 未标记的已知抗原   B. 未标记的已知抗体   C. 未标记的抗抗体

    D. 酶标记的抗原   E. 酶标记的抗体

二、思考题

叙述双抗原夹心法的基本原理,并分析影响结果的主要因素。

实验考核评价指标与评分参考表（100 分）

实验日期：＿＿＿＿＿＿＿＿＿＿＿＿＿＿＿＿＿＿ 评分人：＿＿＿＿＿＿＿＿＿＿＿

考核指标	考核内容	评 分 指 标	标准分值	得分
实验前准备工作（20%）	1. 实验前用物品准备	1. 试剂选择（已知乙型肝炎病毒表面抗体诊断试剂盒）	4	
		2. 器材准备（酶标仪、微量加样器、洗板机、水浴箱等）	4	
		3. 水浴箱或恒温箱准备（温度调节）	4	
		4. 试剂盒、样品放置情况（室温平衡时间）	4	
		5. 工作用洗涤液配制方法	4	
小计			20	
基本操作技能（70%）	2. 基本操作	1. 待测血清、阳性与阴性对照血清加样方法	6	
		2. 洗涤方法	6	
		3. 操作姿势（加样器使用）	6	
		4. 加底物的顺序（先 A 后 B）	6	
		5. 酶标仪使用	10	
		6. 待测血清测定结果计算方法	6	
		7. 生物安全观念（实验前、中、后）	6	
		8. 操作注意事项提问	6	
	3. 结果判断报告	9. 结果观察方法	6	
		10. 结果判断方法	6	
		11. 结果报告方法	6	
小计			70	
实验结束后工作（10%）	4. 实验后行为习惯	1. 微孔板与吸头消毒处理	4	
		2. 标本处理	2	
		3. 实验台整理	2	
		4. 卫生工作	2	
小计			10	
总 计			100	

实验十三 HBeAb 和 HBcAb 检测（ELISA 竞争法）

【实验目的】

1. 掌握酶联免疫吸附试验（ELISA）中竞争法的原理、操作步骤及应用。
2. 掌握 ELISA 竞争法检测 HBeAb 和 HBcAb 的结果判定。
3. 学会 ELISA 竞争法的操作技术。

一、HBcAb 的竞争法测定

【实验原理】

用 HBcAg 包被反应板形成固相抗原，加入待测标本，同时加入酶标 HBcAb，使待检标本中的抗体与酶标抗体竞争结合固相抗原，如待测标本中存在 HBcAb，就会抑制或减少酶标 HBcAb 与 HBcAg 的结合，洗去未结合的物质，加入底物，温育后形成有色产物，用酶标仪测定，显色深浅与待检标本中相应抗体含量呈反比。

【实验材料】

1. 碳酸盐缓冲液（CB）、小牛血清或牛血清白蛋白。
2. 聚苯乙烯塑料板（简称酶标板）。
3. 酶（常为 HRP）标 HBcAb、HBcAb 阳性对照、HBcAb 阴性对照、洗涤液、显色剂、终止液、封口胶纸。
4. 4℃冰箱、37℃恒温箱、酶标仪、50μl 及 100μl 微量加样器、配套滴头、吸管、试管、毛细滴管、吸水纸等。
5. 待测标本（血清或血浆） 1∶30 稀释。

【实验步骤】

实验步骤如图 13-1 所示。

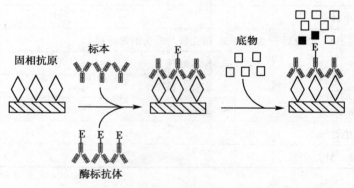

图 13-1 竞争法检测 HBcAb 示意图

1. 先将 HBcAg 在碳酸盐缓冲液中 4℃过夜包被，形成固相抗原，洗涤去除未与固相结合或结合不紧的抗原后，用小牛血清或牛血清白蛋白等封闭，洗涤去除未结合的部分及杂质。
2. 加 1∶30 稀释的待测标本每孔 50μl，HBcAb 阴、阳性对照各 2 孔（每孔 50μl），同时设一空白对照孔（加洗涤液 50μl）。
3. 加入酶标抗体 每孔 50μl，空白对照孔不加，充分混匀，置 37℃孵育 30 分钟。此过程中，待测样本中的抗体将与酶标抗体竞争与固相上特异抗原结合。
4. 弃去反应板条孔内液体，用洗涤液洗涤 5 次，每次均拍干。
5. 加底物液显色 于反应孔中加入 TMB（四甲基联苯二胺）底物 A、B 溶液各 50μl，37℃避光显色 10~20 分钟。

6. 终止反应　于各反应孔中加入终止液 50μl,在 30 分钟内检测结果。

【实验结果】

1. 目视法　阴性及空白对照孔显色,阳性对照孔无色,标本孔无色或显极淡的颜色为阳性。

2. 酶标仪测定　以单波长 450nm 或双波长 450nm/630nm 测定各孔吸光度值。用单波长测定时需用用空白对照孔调零,测定须在 30 分钟内完成。

结果判定:

$$\frac{\text{标本孔吸光度值}}{\text{临界值}} \leq 1 \text{ 为阳性};>1 \text{ 为阴性}$$

3. 检验结果的解释

（1）样本中 HBcAb 的存在与否,是通过样本吸光度值与临界值之间的比较来判定的。

（2）当吸光度值大于临界值时,应视为具 HBcAb 阴性。

（3）当样本吸光度值小于或等于临界值时,应视为 HBcAb 阳性。首次分析结果为阳性的样本应设双孔重复检测一次,如果得到的结果仍为阳性,即为阳性。

【参考范围】

1. 阴、阳性对照的正常范围　正常情况下,阴性对照≥1.0,阳性对照≤0.1。

2. 临界值(CO)计算。

血清样本:临界值 = 0.3×阴性对照吸光度平均值;

非血清样本:临界值 = 0.5×阴性对照吸光度平均值(阴性对照吸光度值若大于 1.5,按 1.5 计算)。

二、HBeAb 的竞争法测定

【实验原理】

用 HBeAb 包被反应板,加入待测标本,同时加入中和试剂 HBeAg 和酶标 HBeAb,若血清中含有 HBeAb,则与反应板上的 HBeAb 竞争地结合中和试剂 HBeAg。标本中 HBeAb 含量越多,竞争结合的 HBeAg 量也越多,而与反应板上 HBeAb 结合形成的复合物"HBeAb-HBeAg-HBeAb-酶"也越少,加入底物时不显色或显极淡的颜色,反之则显色深。

【实验材料】

1. 碳酸盐缓冲液(CB)、小牛血清或牛血清白蛋白。

2. 聚苯乙烯塑料板(简称酶标板)、中和试剂 HBeAg、酶(HRP)标 HBeAb、HBeAb 阳性对照、HBeAb 阴性对照、洗涤液、显色剂、终止液、封口胶纸。

3. 4℃冰箱、37℃恒温箱。

4. 酶标仪、待测标本(血清或血浆)、50μl 及 100μl 微量加样器、配套滴头、吸管、试管、毛细滴管、吸水纸等。

【实验步骤】

实验步骤如图 13-2 所示。

1. 先将 HBeAb 在碳酸盐缓冲液中 4℃过夜包被,形成固相抗体,洗涤去除未与固相结合或结合不紧的抗原后,用小牛血清或牛血清白蛋白等封闭,洗涤去除未结合的部分及杂质。

2. 加待测标本每孔 50μl,HBeAb 阴、阳性对照各 2 孔(每孔 50μl),同时设一空白对照孔(加洗涤液 50μl)。

3. 加入中和试剂 HBeAg,每孔 50μl,空白对照孔不加。此过程将出现待检标本中的 HBeAb 与固相抗体竞争结合 HBeAg。待检标本中的 HBeAb 量越多,则结合 HBeAg 越多,固相 HBeAb 结合的 HBeAg 越少,反之亦然。

4. 加入酶标 HBeAb 每孔 50μl,空白对照孔不加,充分混匀,置 37℃孵育 30 分钟。此步骤中,酶标抗体将与结合于固相抗体上的特异抗原结合。

5. 弃去反应板条孔内液体,用洗涤液洗涤 5 次,每次均拍干。

6. 加底物液显色　于反应孔中加入 TMB(四甲基联苯二胺)底物 A、B 溶液各 50μl,37℃避

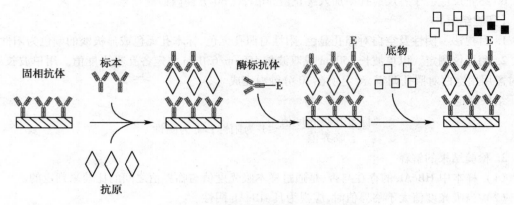

图 13-2 竞争法检测 HBeAb 示意图

光显色 10~20 分钟。

7. 终止反应 于各反应孔中加入终止液 50μl,在 30 分钟内检测结果。

通常可将第 2、3、4 步合并为一步,先后加入标本、酶标 HBeAb 和 HBeAg,固相抗体、酶标抗体和标本中的特异抗体将一起竞争与 HBeAg 结合。这样更能体现竞争测定的实质。

【实验结果】

1. 目视法 阴性及空白对照孔显色,阳性对照孔无色,标本孔无色或显极淡的颜色为阳性。

2. 酶标仪测定 以单波长 450nm 或双波长 450nm/630nm 测定各孔吸光度值。用单波长测定时需用空白对照孔调零,测定须在 30 分钟内完成。

结果判定:

$$\frac{\text{标本孔吸光度值}}{\text{临界值}} \leq 1 \text{ 为阳性};>1 \text{ 为阴性}$$

【参考范围】

1. 阴、阳性对照的正常范围 正常情况下,阴性对照≥1.0,阳性对照≤0.1。

2. 临界值(CO)计算

血清样本:临界值=0.3×阴性对照吸光度平均值;

非血清样本:临界值=0.5×阴性对照吸光度平均值。(阴性对照吸光度值若大于1.5,按1.5计算)。

三、ELISA 竞争法注意事项

优质的试剂,良好的仪器和正确的操作是保证 ELISA 检测结果准确、可靠的必要条件。ELISA 的操作非常简单,涉及的操作过程包括加样、温育、洗涤、显色和比色等,其中任一步骤操作不当都会影响测定结果。加样、温育和洗涤等步骤更应规范操作。另外各种浓缩液、标本、酶结合物的稀释严格按说明书要求进行,严格遵照规定操作,才能得出准确的结果。

1. 操作前所有试剂需在室温下平衡 30 分钟。

2. 各商品应按说明配制。

3. 加样时应避免试剂溅出孔外。

4. 反应板需放入有盖的湿盒内再放入孵育箱中温育。

5. 洗涤时各孔均应加满洗液,以防孔内有游离酶残存不能洗净。若使用洗板机,则应设定 30~60 秒的浸泡时间。

6. 显色时底物液先加 A 液,后加 B 液,以免显色过低。

7. 酶标仪的使用需强调仪器的维护和保养,酶标仪首先应放置通风处,避免机器内部尤其是滤光片发霉,在使用过程中避免酸等物质溢出腐蚀仪器,每半年或 1 年请计量局对酶标仪进行检定,并请厂商定期维护。酶标仪在使用前应先预热 15~30 分钟,使测读结果更稳定。

8. 酶标仪读取结果时,应擦干酶标板底部,且孔内不能有气泡。不要触碰孔底部的外壁,指印或划痕均可影响板孔的读值。

9. 标本较多时应分批操作,以免造成延时误差。

10. 所用样品、废弃物等都应按传染物处理。终止液为硫酸,使用时注意生物安全。

四、ELISA 竞争法方法评价

ELISA 的方法具有高度的特异性和灵敏度,操作方便快速,试剂稳定,对环境无污染,仪器、设备要求简单,实验结果既可以用肉眼观察作定性分析,也可以用酶标仪进行定性、定量分析,已经成为临床免疫检验中的常用技术。

抗体的竞争法测定不同于只有单个抗原决定簇的小分子抗原的竞争法测定,其测定的可靠性在很大程度上受竞争抗体的特异性和亲和力大小的影响。竞争抗体与待测抗体在结合的特异性及亲和力越接近一致,则测定的可靠性越强,但竞争用抗体均为相应抗原免疫动物所得,与机体感染病毒后所产生的抗体肯定会有所差异。因此,在目前 HBeAb 和 HBcAb 的临床检测中,常有难以解释的测定结果出现,这与其在方法学上的固有缺陷分不开。

1. 当抗原材料中的干扰物质不易除去,或不易得到足够的纯化抗原时,可用此法检测特异性抗体。

2. HBeAb 之所以要采用此种模式测定,主要是 HBeAg 的不稳定所致,如在固相直接包被 HBeAg,则会因为 HBeAg 向 HBcAg 的易转变性,而导致测定误差。

3. 本试剂检测的阳性结果必须结合患者的临床信息进行分析。

4. 由于 ELISA 反应原理的限制,本试剂检测结果阴性并不能排除乙肝感染的可能。

5. 本品只能用于检测人的血清或者血浆,不能用于其他体液样本。

6. 仅用于筛查试验和临床辅助诊断,不用于确认。

（李　睿）

目 标 测 试

一、单项选择题

1. ELISA 检测方法中,关于竞争法下列哪种方法正确

　　A. 只用于检测抗原

　　B. 只用于检测抗体

　　C. 待测管的颜色比参照管的淡表示被检测物量少

　　D. 被检测物含量高,则酶标物被结合的机会少

　　E. 被检测物与酶标物的免疫活性各不相同

2. 竞争法检测 HBeAb 时,发生竞争的双方是

　　A. 酶标记的抗原和中和抗原　　　　　　B. 酶标记的抗体和待测抗体

　　C. 待测抗体和固相抗体　　　　　　　　D. 待测抗体和酶标抗体

　　E. 未标记的抗原和中和抗原

3. HBcAb 竞争法的方法学缺陷在于

　　A. HBcAb 不易固相化　　　　　　　　B. HBcAg 不易固相化

　　C. 容易受标本中 HBsAb 干扰　　　　　D. 容易受标本中 RF 干扰

　　E. 竞争抗体与标本中抗体的来源不同

二、思考题

1. 简述 HBeAb 竞争法和 HBcAb 竞争法的操作步骤。

2. 简述 ELISA 竞争法的方法评价。

实验考核评价指标与评分参考表（100 分）

实验日期：＿＿＿＿＿＿＿＿＿＿＿＿＿＿　　　　评分人：＿＿＿＿＿＿＿＿＿＿＿＿

考核指标	考核内容	评 分 指 标	标准分值	得分
实验前准备工作（20%）	1. 实验前用物品准备	1. 试剂选择（HBeAb 和 HBcAb 检测诊断试剂盒）	4	
		2. 器材准备（酶标仪、微量加样器、洗板机、水浴箱等）	4	
		3. 水浴箱或恒温箱准备（温度调节）	4	
		4. 试剂盒、样品放置情况（室温平衡时间）	4	
		5. 工作用洗涤液配制方法	4	
小计			20	
基本操作技能（70%）	2. 基本操作	1. 待测血清、阳性与阴性对照血清加样方法	6	
		2. 洗涤方法	6	
		3. 操作姿势（加样器使用）	6	
		4. 加底物的顺序（先 A 后 B）	6	
		5. 酶标仪使用	10	
		6. 待测血清测定结果计算方法	6	
		7. 生物安全观念（实验前、中、后）	6	
		8. 操作注意事项提问	6	
	3. 结果判断报告	9. 结果观察方法	6	
		10. 结果判断方法	6	
		11. 结果报告方法	6	
小计			70	
实验结束后工作（10%）	4. 实验后行为习惯	1. 微孔板与吸头消毒处理	4	
		2. 标本处理	2	
		3. 实验台整理	2	
		4. 卫生工作	2	
小计			10	
总　计			100	

实验十四 抗 HAV-IgM 和抗 HEV-IgM 检测
（ELISA 捕获法）

一、抗 HAV-IgM（ELISA 捕获法）

【实验目的】

1. 掌握 ELISA 实验的原理、技术类型、操作步骤、结果观察。

2. 熟悉抗 HAV-IgM 的临床意义。

【实验原理】

用抗人-IgM（μ 链）包被固相载体，捕获待检血清（或血浆）中的 IgM，再用纯化甲型肝炎病毒（HAV）抗原与其特异性 IgM 抗体结合，最后加入酶标记的甲肝病毒抗体（抗 HAV-HRP），并加底物显色进行测定。

【实验材料】

1. 试剂盒 包括已包被抗人-IgM（μ 链）的微孔板（带）、HAV 抗原、HRP-抗 HAV-IgM 抗体、抗 HAV-IgM 阳性和阴性对照血清、底物（OPD-H_2O_2）、洗涤液（0.05mol/L pH 7.2 PBS，加 0.05% Tween 20）以及终止液（2mol/L H_2SO_4）。

2. 被检血清。

3. 洗板机。

4. 酶标仪。

【实验步骤】

使用试剂盒前请认真阅读使用说明书，并严格按说明书要求使用。所有在冷藏条件下保存的试剂盒及样品需平衡至室温（1～25℃）方可使用。

1. 配液 浓缩洗涤液配制前充分摇匀（如有结晶体析出应充分溶解），浓缩洗涤液和蒸馏水或去离子水按 1∶19 稀释后使用。

2. 编号 将微孔条固定于支架，按序编号。

3. 稀释 将待测血清（或血浆）样品使用 10mmol/L PBS 或生理盐水 1∶1000 稀释。

4. 加样 按顺序分别在相应孔加入 100μl 稀释的待测血清样品及阴、阳性对照血清。

5. 温育 置 37℃温育 20 分钟。

6. 洗涤 用洗涤液充分洗涤 5 次，洗涤完后拍干（每次应保 30～60 秒的浸泡时间）。

7. 加抗原、酶标记物 每孔加入抗原（HAV-Ag）、酶标记抗体各 50μl（1 滴），轻拍混匀。

8. 温育 置 37℃温育 40 分钟。

9. 洗涤 用洗涤液充分洗涤 5 次，洗涤完后扣干（每次应保持 30～60 秒的浸泡时间）。

10. 显色 每孔加底物 A、B 各 50μl，轻拍混匀，置室温暗置 15 分钟。

11. 终止反应 每孔加终止液 50μl，混匀。

12. 测定结果 用酶标仪单波长 420nm 或双波长 420nm/630nm 测定各孔 OD 值（用单波长测定需设定空白对照一孔，30 分钟完成测定，并记录结果）。

【实验结果】

1. 临界值的计算 临界值=阴性对照孔 OD 均值 N×2.1。阴性对照 OD 均值大于 0.1 时应重新试验，小于 0.05 时以 0.05 计算。

2. 结果判定 样品 OD 值 S/C. O. ≥1 者为 HAV-IgM 阳性；样品 OD 值 S/C. O. <1 者为 HAV-HgM 阴性。

3. 失效 如果阳性对照 OD 均值小于 0.05，则表明不正常的操作或试剂盒已变质损坏。在此情况下,应再次仔细阅读说明书,并用新的试剂盒重新测试。如果问题仍然存在,应立即停止使用此批号产品。

【临床意义】

血清中 HAV-IgM 在亚临床期即已出现,其滴度在感染后 3 个月持续在 1∶1000 以上,为早期诊断甲型肝炎的依据。

【注意事项】

1. 本试剂盒仅用于体外诊断试验。仅用于人血清或血浆样本,其他体液和样品可能得不到准确的结果。本试剂盒为临床粗筛试剂,如果检测样本出现阳性反应,请用其他方法对该样本进行确证。

2. 请勿使用溶血样本。稀释样品请使用 10mmol/L PBS 或生理盐水,不宜用蒸馏水稀释。样本加样量对本实验极为重要,建议使用精密加样器准确加样。并经常对精密加样器进行校准。

3. 每板建议设阴、阳性对照血清各两孔,设空白对照时,不加样品及酶标记抗体,其余各步相同。

4. 洗涤时备孔均须加满,防止孔口内有游离酶未能洗净。

5. 加试剂前应将试剂瓶翻转数次,使液体混匀。

6. 实验环境应保持一定温度,避风,避免在过高温度下进行实验。

7. 对于那些含有感染源和怀疑含有感染源的物质,应有合适的生物安全保证程序,下列为有关注意事项。

（1）戴手套处理样品和试剂。

（2）不要用嘴吸样品。

（3）不可在处理这些物品时吸烟、进食、喝饮料、美容和处理隐形眼镜。

（4）用消毒剂对溅出的样品或试剂进行消毒。

（5）按当地的有关条例来消毒和处理所有标本、试剂和潜在污染物。

8. 样品显色深浅与样品中抗体的含量没有一定正相关。任何一种检测不能绝对保证样品中没有低浓度的抗体存在。

二、抗 HEV-IgM（ELISA 捕获法）

【实验目的】

1. 掌握 ELISA 实验的原理、技术类型、操作步骤、结果观察。

2. 熟悉抗 HEV-IgM 的临床意义。

【实验原理】

采用捕获法原理检测血清或血浆样品中戊肝病毒 IgM 抗体。用鼠抗人-IgM（μ 链）包被微孔板,以捕获待检血清中的 IgM 抗体（所有 IgM 都会被捕获）。加入用 HRP 酶标记的重组抗原 HEV NE2,特异性的 HEV-IgM 会与之结合,最后用 TMB 底物显色,通过酶标仪检测吸光度（OD 值）从而判定样品中抗 HEV-IgM 抗体存在与否。

【实验材料】

1. 试剂盒 内含用鼠抗人-IgM（μ 链）抗体包被的反应板、HEV 酶标试剂、抗 HEV-IgM 阳性和阴性对照血清、样品稀释液、底物、显色剂 A、B、终止液、洗涤液等。

2. 被检血清。

3. 酶标仪。

4. 洗板机。

【实验步骤】

1. 准备 将试剂放置于室温(18~30℃)下平衡15~30分钟。

2. 配液 浓缩洗涤液和蒸馏水或去离子水按1:19稀释后使用。

3. 编号 3个阴性对照孔,2个阳性对照孔,1个空白孔(不加样品和酶)按照标本数量选择板条,使用双波长可以不设置空白孔。

4. 稀释 用移液器每孔加入100μl样品稀释液。

5. 加样 分别在相应孔中加入待测样品10μl或阴、阳性对照10μl,轻轻振荡混匀。

6. 温育 用封板膜封板后置37℃温育30分钟。

7. 洗涤 温育后将封板膜揭掉,吸干孔内液体,用洗涤液洗涤5遍,每次浸泡30~60秒。

8. 加酶 分别在相应孔中加入酶联试剂100μl,空白孔除外。

9. 温育 用封板膜封板后置37℃温育30分钟。

10. 洗涤 温育后将封板膜揭掉吸干孔内液体,用洗涤液洗涤5遍,每次浸泡30~60秒。

11. 显色 每孔加入显色剂A、B各50μl,轻轻振荡混匀,用封板膜封板后置37℃避光显色15分钟。

12. 终止 每孔各加终止液50μl,轻轻振荡混匀。

13. 测定 设定酶标仪波长于450nm(建议用双波长450/630nm检测)。测定各孔OD值。注意在终止反应30分钟内读数。

14. 当使用单波长时,校准空白孔,设定酶标仪波长为450nm,测定各孔OD值。当使用双波长450/630nm检测时可以不设置空白孔,直接测定各孔OD值。

【实验结果】

1. 每块实验板均应计算各自的临界值(Cutoff值)标本的阴阳性,通过S/C.O.值判定。其中S是每孔吸光度值。

2. 计算临界值 Cutoff(C.O.)= Nc+0.26(Nc=阴性对照的均值)

3. 质量控制 空白孔(只加显色剂和终止液)的吸光度值应≤0.080;阳性对照的吸光度值应≥0.800;阴性对照的吸光度值应≤0.100;若其中阴性对照不在质控范围之内,应舍去,按照其余两孔的均值计算,若有两孔或两孔以上阴性对照不在质控范围之内,则实验无效,需重新操作。

4. 结果判定 阴性结果(S/C.O.<1)样本的吸光度值小于Cutoff值为阴性,代表该标本中尚未测出HEV-IgM抗体;阳性结果(S/C.O.≥1)样本的吸光度值≥Cutoff值为阳性,代表该标本中可以检测出HEV-IgM抗体,建议双孔复试。

【临床意义】

HEV所致戊型肝炎的临床症状和流行病学都与甲肝相似,其急性肝炎的病死率高,孕妇可达20%。戊肝的血清学诊断为检测HEV抗体。所用抗原多为合成多肽或单克隆表达的融合蛋白。抗HEV抗体以IgG类抗体为主,在戊肝急性期即可检出,且滴度较高,持续约6个月。一般认为,戊肝急性期第一份血清抗HEV滴度>1:40,以后逐渐下降,或抗HEV先阴性后转为阳性,或抗HEV滴度逐步增高,均可诊断为急性HEV感染。抗HEV-IgM通常滴度不高,持续时间短(2个月左右),部分患者感染HEV后,抗HEV-IgM始终为阴性。

HEV-IgM为戊肝感染后产生的早期抗体,用于HEV感染的早期诊断。

(吴 静)

目 标 测 试

一、单项选择题

1. ELISA技术中待测孔(管)显色颜色的深浅与待测抗原或抗体呈负相关的是

  A. 双抗体夹心法   B. 双位点一步法   C. 间接法测抗体

  D. 竞争法   E. 捕获法

2. 要用 ELISA 试验来测量血清中的 IgM，最好应用

  A. 间接法   B. 夹心法   C. 竞争法

  D. 捕获法   E. 直接法

3. 用一种标记物可检测多种与抗原相应抗体的 ELISA 方法是

  A. 双抗体夹心法   B. 间接法   C. 竞争法

  D. 双抗原夹心法   E. 双位点一步法

二、思考题

1. 简述 ELISA 试验的原理、操作步骤。

2. 简述 ELISA 测抗 HAV-IgM 的临床意义。

实验考核评价指标与评分参考表(100 分)

实验日期:_____　评分人:_____

考核指标 (100 分)		考核内容	评 分 指 标	标准 分值	得分
实验前准备(10%)		1. 仪表端庄,着装规范, 个人防护	1. 仪表、着装不规范,扣2分 2. 个人防护不符合要求,扣2分	4	
		2. 实验态度严谨、实验习 惯良好	1. 实验态度不严谨,扣1分 2. 实验习惯欠佳,扣2分	3	
		3. 实验所需器材齐全,放 置合理	1. 器材准备不齐,扣1分 2. 器材放置不合理,扣1分	2	
		4. 台面整洁	台面不整洁,扣1分	1	
		小计		10	
操 作 过 程 (65%)	酶联免疫 吸附试验 (30分)	1. 实验准备	1. 试剂未检查、或未平衡至室温,扣4分 2. 待测标本未离心,或离心机使用不正 确,扣2分	6	
		2. 加样	1. 未做质控、阴性及阳性对照,扣2分 2. 加样不准,扣1分 3. 加样有气泡等,扣1分	4	
		3. 加试剂	1. 加试剂顺序不对,扣2分 2. 加试剂取量不准,扣2分 3. 加试剂有气泡等,扣2分	6	
		4. 振荡	1. 振荡溅出孔外,扣3分 2. 振荡不充分,扣1分	4	
		5. 孵育	1. 孵育时间不够,扣3分 2. 未按要求孵育,扣1分	4	
		6. 洗板	1. 手工洗板　浸泡时间不够,扣2分;洗 板次数不够,扣2分;未扣干孔内残余 液,扣2分 2. 洗板机洗板　洗板程序选择或编制不 当,扣2分;未监察漏孔或堵孔情况,扣 2分;未扣干孔内残余液,扣2分	6	
	酶标仪检 测(15分)	1. 开机	未提前开机预检,扣5分	5	
		2. 检测	1. 未在指定时间内检测,扣3分 2. 酶标仪程序选择或编制不当,扣5分 3. 检测后未登记使用记录与日常保养,扣 2分	10	
	结果报告 (20分)	1. 质控分析	1. 阴性对照、阳性对照及质控品结果错 误,扣3分 2. 未对实验的有效性进行判断,扣3分	6	
		2. 数据分析	1. 按照公式计算临界值不准确,扣5分 2. 不能正确判断检测结果,扣5分	10	
		3. 结果分析与报告	1. 报告错误,扣2分 2. 未认真审核报告结果,扣1分 3. 未签名及未填写日期,扣1分	4	

续表

考核指标 （100 分）	考核内容	评 分 指 标	标准 分值	得分
	小计		65	
综合评价（15%）	1. 原始记录	无原始记录或记录不完整，扣 1 分	1	
	2. 实验用品清理	未清洁实验台面，试剂、材料未归位，扣 1 分	1	
	3. 全过程操作规范性和熟练程度	1. 整体操作不规范，扣 3 分 2. 操作不熟练、条理不清等，扣 2 分	5	
	4. 质量控制意识	1. 质量控制意识弱，扣 1 分 2. 未进行每日质控监测，扣 2 分	3	
	5. 生物安全意识	1. 生物安全意识弱，扣 3 分 2. 废弃物处理不当，扣 2 分	5	
	小计		15	
知识问答（10%）	1. 生物安全相关问题	酌情扣分	4	
	2. 质量控制相关问题	酌情扣分	3	
	3. 操作过程相关问题	酌情扣分	3	
	小计		10	
总　计			100	

实验十五　抗 HCV-IgG 的检测（ELISA 间接法）

【实验目的】

1. 掌握抗 HCV-IgG 的实验原理、方法、操作步骤、结果观察。

2. 熟悉抗 HCV-IgG 的临床意义。

【实验原理】

本实验 HCV 的测定利用 ELISA 间接法：用特异性抗原包被酶联板，待测血清中 HCV 抗体与包被抗原结合后，再与抗人-IgG-HRP 反应，并以 TMB 显色与否指示血清中是否有抗 HCV 的存在。

【实验材料】

1. 检测抗 HCV-IgG 酶联板。

2. 标本稀释液、抗 HCV 酶结合物、抗 HCV 阳性对照液、抗 HCV 阴性对照液、20×洗液、显色剂 A、显色剂 B、终止液、不干胶封片。

3. 恒温箱、酶标仪、洗板机、微量加样器、试管、注射器、离心机、微板振荡器等。

【实验步骤】

1. 基本步骤　见图 15-1。

2. 实验操作

（1）试剂准备：将各种试剂移到室温（18～25℃）平衡 30 分钟，取一瓶 20×洗液，加蒸馏水至 1000ml，混匀后备用。

（2）标本采集：①血清：室温血液自然凝固 10～20 分钟后，离心 20 分钟左右（2000～3000r/min）。仔细收集上清。保存过程中如有沉淀形成，应再次离心。②血浆：应根据标本的要求选择 EDTA、枸橼酸钠或肝素作为抗凝剂，混合 10～20 分钟后，离心 20 分钟左右（2000～3000r/min）。仔细收集上清。保存过程中如有沉淀形成，应再次离心。

（3）加样：将酶联板从密封袋中取出，设一个空白对照孔，只加标本稀释液，两个阳性对照孔，两个阴性对照孔，取阳性对照和阴性对照分别充分混匀后各 50μl 加入相应对照孔中，其余每个检测孔加待测血清 50μl，充分混匀。将酶联板置微板振荡器上混匀 5～10 秒，用不干胶封片封盖反应板。未用完的板条放在密封袋中保存。

（4）洗板：酶联板置 37℃温育 20 分钟，小心吸干孔中血清，用洗涤液洗 5 次，每次放置 20～30 秒，然后再吸水纸上拍干。

（5）加酶结合物：每孔加酶结合物 50μl，用不干胶封片封盖反应板。37℃温育 20 分钟，洗板 5 次，操作同上，拍干。

（6）显色：每孔加显色剂 A 50μl，显色剂 B 50μl，轻轻振荡后置 37℃暗处显色 10 分钟，每孔加终止液 50μl。

（7）测 A 值：选择酶标仪测定波长 450nm，用空白空调零点，测定各孔 A 值。也可选择参考波长 630nm，用双波长测定，无需调零。

【实验结果】

1. 目测　在白色背景下观察各孔颜色，呈明显蓝色或显色深于阴性对照者判为阳性；显色与对照相近或稍深于对照者判为阳性。

```
实验准备
   ↓
包被(已完成)
   ↓
加样
   ↓
加酶标抗体
   ↓
加底物显色
   ↓
终止反应
   ↓
结果判定
```

图 15-1　抗 HCV-IgG 的 ELISA 间接法检测步骤

2. 酶标仪检测　阳性对照平均值>1.2,实验结果有效。实验设计要求阳性、阴性对照 OD 值之差应>1.2,否则本次实验无效。若阴性对照读数<0.05 时,按 0.05 计算。临界值(CV)= 阴性对照平均值+0.14。测试标本的计算值小于 CV 则为 HCV 抗体阴性。测试标本的计算值≥ CV 则为 HCV 抗体阳性。

【临床意义】

　　抗 HCV 分为抗 HCV-IgM 和抗 HCV-IgG,均为非保护性抗体,目前临床上检测的为总抗体,抗 HCV 阳性即是 HCV 感染的重要标志。抗 HCV-IgM 阳性见于急性 HCV 感染,一般持续 1～3 个月,是诊断 HCV 早期感染、病毒复制和传染性的指标,若持续阳性则提示病情易转为慢性;抗 HCV-IgG 出现晚于抗 HCV-IgM,抗 HCV-IgG 阳性表示体内有 HCV 感染,但不能作为早期诊断指标,低滴度抗 HCV-IgG 提示病毒处于静止状态,高滴度提示病毒复制活跃。

【注意事项】

　　1. 从冷藏环境中取出的试剂盒应置室温平衡 20 分钟再进行测试。

　　2. 若洗涤液不够可自行配制。pH 7.2 的 0.1mol/L PBS 0.5% Tween20。用前 10 倍稀释成 0.01mol/L PBS-0.05% Tween20。

　　3. 血清和血浆都可以用来检测,新鲜采集的标本应先充分离心,然后取澄清的液体进行检测,如果未充分沉淀,悬浮的纤维蛋白可能引起假阳性。标本中含有 EDTA、枸橼酸钠、肝素钠等抗凝剂时,不影响结果,但是乳糜血、高溶血或高蛋白血标本可能会导致错误结果。血标本应尽快送实验室,在室温中放置不超过 3 小时,1 周内不需要检测的标本应储存在-20℃ 以下,避免反复冻融。

　　4. 不干胶封片限一次使用,避免交叉污染。

　　5. 试剂盒应视为有传染性物质,请按传染病实验室检查规程操作。

【方法评价】

　　ELISA 检测抗 HCV 已是血站、医院的常规检测项目,虽然该方法操作简单,灵敏度高,但在实际操作中,ELISA 检测抗 HCV 结果假阴性、假阳性问题还是比较常见,该临床诊断给治疗带来很大困难。值得注意的是,血清中高浓度的非特异性免疫球蛋白、类风湿因子能造成假阳性的出现;而试验过程中温育、洗板以及显色的时间和温度不够又容易导致弱阳性无法检出,而造成假阴性。因此,ELISA 检测抗 HCV 影响因素较多,要提高 ELISA 检测抗 HCV 的检测质量,关键还要加强实验室科学管理,强化标准化流程操作,加强质量控制,提高人员素质,以减少抗 HCV 检测假阳性、假阴性结果的发生。

(王　挺)

目 标 测 试

一、单项选择题

1. ELISA 中最常用的固相载体是

　　A. 聚氯乙烯　　　　　　　　　B. 聚苯乙烯　　　　　　　　　C. 三聚氧胺

　　D. 琼脂糖　　　　　　　　　　E. 尼龙膜

2. 酶联免疫吸附试验(ELISA)用于

　　A. 检测肝炎病毒的抗原或抗体　　　　　　B. 检测风湿因子

　　C. 检测甲胎蛋白　　　　　　　　　　　　D. 检测补体单一成分

　　E. 检测免疫复合物

3. 参与酶联免疫吸附试验的材料有

　　A. 固相载体　　　　　　　　　B. 酶结合物　　　　　　　　　C. 酶底物

D. 显色剂　　　　　　　　　E. 以上全是

4. 酶联免疫吸附试验（ELISA）中，用于测定特异性 IgM 类抗体的检测法是

　　A. 捕获法　　　　　　　B. 竞争法　　　　　　　C. 夹心法

　　D. 间接法　　　　　　　E. 直接法

5. HBsAg 阳性标示

　　A. 患乙型肝炎　　　　　B. 乙肝病毒感染标志　　C. 乙肝的恢复期

　　D. 乙肝的早期　　　　　E. 乙肝的传染期

6. 酶联免疫吸附试验夹心法主要检测

　　A. 表面抗体　　　　　　B. 表面抗原　　　　　　C. 核心抗体

　　D. e 抗原　　　　　　　E. e 抗体

7. 测 HBsAg 主要的免疫标记技术是

　　A. 捕获法　　　　　　　B. 双抗体夹心法　　　　C. 双抗原夹心法

　　D. 间接法　　　　　　　E. 直接法

8. 酶联免疫吸附试验间接法用于

　　A. 测 HBsAg　　　　　　B. 测抗 HCV　　　　　　C. 测 HBS-Ag

　　D. HAV　　　　　　　　E. 测结核杆菌

二、思考题

分析影响抗 HCV-IgG 实验结果（ELISA 间接法）的主要因素。

实验考核评价指标与评分参考表（100分）

实验日期：_____评分人：_____

考核指标	考核内容	评分指标	标准分值	得分
实验前准备工作（20%）	1. 实验前用物品准备	1. 试剂准备（试剂盒等）	4	
		2. 标本的选择（血浆或血清）	4	
		3. 器材准备（恒温箱、离心机等）	4	
		4. 稀释血清用物品准备（试管、加样枪等）	4	
		5. 洗液的准备（稀释、分装）	4	
小计			20	
基本操作技能（70%）	2. 实验操作	1. 标本的采集及处理	6	
		2. 加样、振荡、封板操作	8	
		3. 温育方法	4	
		4. 洗板操作（2次）	6	
		5. 加酶结合物操作	6	
		6. 显色操作	6	
		7. 酶标仪使用方法	10	
		8. 生物安全观念（实验前、中、后）	6	
	3. 结果判断报告	9. 结果观察方法	6	
		10. 结果判断方法	6	
		11. 结果报告方法	6	
小计			70	
实验结束后工作（10%）	4. 实验后行为习惯	1. 标本处理	4	
		2. 仪器归位	2	
		3. 实验台整理	2	
		4. 卫生工作	2	
小计			10	
总　　计			100	

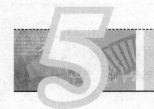

第五单元

其他免疫标记技术

实验十六　乙肝两对半定量检测（时间分辨荧光免疫分析法）

【实验目的】

1. 掌握时间分辨荧光免疫分析法检测乙肝两对半的实验原理、方法、操作步骤、结果分析。

2. 熟悉乙肝两对半的临床意义。

【实验原理】

时间分辨荧光免疫分析的基本原理是用镧系三价稀土离子及其螯合物（如 Eu^{3+} 螯合物）作为示踪物标记抗原、抗体等物质，当免疫反应发生后，根据稀土离子螯合物的荧光光谱特点（特异性强，巨大 Stokes 位移，荧光寿命长），用时间分辨荧光分析仪延缓测量时间，排除样本中非特异性荧光的干扰，所得信号完全是稀土元素螯合物发射的特异性荧光，测定免疫反应最后产物的特异性荧光信号。根据荧光强度判断反应体系中分析物的浓度，达到定量分析的目的。

1. **HBsAg、HBeAg 均采用双抗体夹心时间分辨免疫荧光法**　双抗体夹心时间分辨免疫荧光法（IFMA）定量检测人血清中乙型肝炎病毒表面抗原（HBsAg）。以单克隆抗 HBs 抗体包被反应孔，用铕标记试剂（DTTA-Eu）标记抗 HBs，加入待测样本后，样本中的 HBsAg 与包被于微孔表面的单克隆抗 HBs 抗体结合。洗涤后，加入铕标记的抗 HBs（抗 HBs-DTTA-Eu），抗 HBs-DTTA-Eu 与微孔板上的 HBsAg 反应，在微孔表面形成抗 HBs-HBsAg-抗 HBs-DTTA-Eu 的免疫复合物。洗涤除去游离的铕标记抗 HBs，加入增强液将复合物上的 Eu^{3+} 解离到溶液中，并与增强液中有效成分形成高荧光强度的螯合物，其荧光强度与样本的 HBsAg 浓度呈正比。通过剂量反应曲线得出样本的 HBsAg 浓度值（图 16-1）。

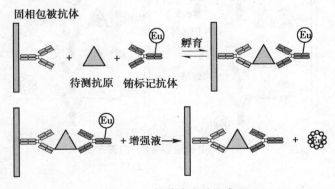

图 16-1　双抗体夹心法示意图

2. **HBsAb 应用双抗原夹心时间分辨免疫荧光法**　双抗原夹心时间分辨免疫荧光法（IFMA）定量检测人血清中乙型肝炎表面抗体（抗 HBs）。以 HBsAg 包被反应孔，用铕标记试剂（DTTA-Eu）标记 HBsAg，加入待测样本后，样本中的抗 HBs 与包被于微孔表面的 HBsAg 结合。洗涤后，加入铕标记的 HBsAg（HBsAg-DTTA-Eu），HBsAg-DTTA-Eu 与结合在板上的抗 HBs 反应，在微孔表面形成免疫复合物：HBsAg-抗 HBs-HBsAg-DTTA-Eu。洗涤除去游离的铕标记 HBsAg,加入增强液将复合物上的 Eu^{3+} 解离到溶液中,并与增强液中的有效成分形成高荧光强度的螯合物,其荧光强度与样本的抗 HBs 浓度呈正比。通过剂量反应曲线得出样本的抗 HBs 浓度值(图 16-2)。

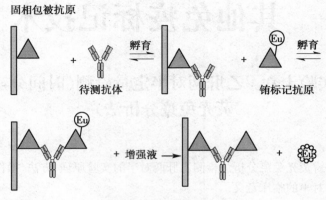

图 16-2 双抗原夹心法示意图

3. HBeAb、HBcAb 应用中和抑制时间分辨荧光免疫分析法 中和抑制时间分辨荧光免疫分析法(TRFIA 法),采用抗 HBe 抗体包被反应板,加入待测样本,同时加入定量 HBeAg 中和抗原,经过振荡孵育,洗板后再加入铕标记的抗 HBe,若标本中抗 HBe 浓度高,HBeAg 将被大量中和,使最后形成的抗 HBe-HBeAg-铕标记抗 HBe 复合物减少。增强液将标记在抗体上的 Eu^{3+} 解离到溶液中,并与增强液中有效成分形成高荧光强度的螯合物,其荧光强度与样本的抗 HBe 浓度呈反比。通过校准品保证试剂盒的灵敏度,并用于确定试剂盒的 Cutoff 值,样本的阴、阳性通过与 Cutoff 比较后确定(图 16-3)。

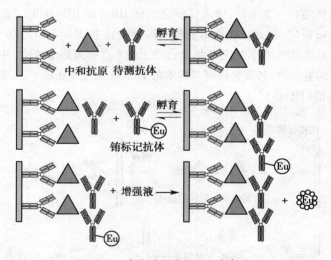

图 16-3 中和法示意图(回滴定法)

【实验材料】

1. 试剂准备 将试剂盒内所用试剂及所需数量的微孔反应条置室温(室温专指 20~25℃)平衡。洗涤液、铕标记物按试剂盒说明书要求稀释使用。分析缓冲液、增强液可直接使用。

2. 样本要求 常规静脉采血约 3ml,不抗凝,置普通血清管中。待测标本如不能即时检测,需置普通冰箱中(2~8℃)保存,较长时间保存需分离血清并存放于低温冰箱(-20℃)内。血清标本需避免反复冻融。

3. 全自动时间分辨荧光免疫分析仪开机准备。

【实验步骤】

基本操作步骤见操作流程表 16-1（以 HBsAg 检测的加样顺序为例）。

表 16-1　HBsAg IFMA 测定

加入 HBsAg 校准品、指控品及待测样本	100μl		
孵育	20～25℃下振荡器上缓慢振摇 40 分钟		
配制铕标记物工作液（见右表）	条	铕标记物原液（μl）	分析缓冲液（ml）
	1	75	1.5
	2	150	3.0
	3	225	4.5
	4	…	…
洗板	洗板 4 次		
加入铕标记物工作液	100μl		
孵育	20～25℃下振荡器上缓慢振摇 40 分钟		
洗板	洗板 6 次		
加入增强液	100μl，慢速振动 5 分钟		
检测	使用 HBsAg IFMA 测定程序		

1. 根据实际检测数量，取出所需数量的微孔反应条置相应的反应板内。每块反应板上都标记有检测项目名称及试剂批号，微孔条必须和反应板的标记项目一致。不满整条的（每条 12 孔）的需用废孔补足，且微孔反应条数必须为偶数，不足偶数的也必须用废弃的微孔条补足。

2. 吸取 100μl 标准品、质控品及待测样本，按顺序加入微孔反应条的小孔中。

3. 微孔反应条在室温条件下，用振荡器缓慢振摇 40 分钟。

4. 在第一次孵育结束后，将微孔板放入洗板机吸干各孔内液体并每孔注入洗涤液 400μl，再吸干各孔，重复以上洗涤 4 次。

5. 每孔中加入 100μl 铕标记物工作液。

6. 微孔反应条在室温下，用振荡器缓慢振摇 40 分钟。

7. 在第二次孵育结束后，将微孔板放入洗板机吸干各孔内液体并每孔注入洗涤液 400μl，再吸干各孔，重复以上洗涤 6 次。

8. 每一孔中加入 100μl 增强液。

9. 微孔反应条在室温下，用振荡器轻摇 5 分钟，用时间分辨荧光免疫分析仪检测各样本的荧光值，通过标定曲线得出浓度值。

10. 使用乙肝表面抗原定量检测试剂盒时必须使用 6 个校准品，第二次检测时，同一批号的试剂可使用两点定标方法。每次更换试剂必须使用试剂盒所提供的 6 个校准品作出曲线（双对数）。

使用全自动时间分辨荧光免疫分析系统，在仪器准备就绪、样本准备完毕后可直接上机检测。

仪器操作流程见实验二十九"图 29-2　时间分辨荧光免疫分析系统基本操作流程"。

【参考范围】

以苏州新波生物技术有限公司生产的乙肝两对半检测试剂盒为例。

1. HBsAg　建议浓度值>0.2ng/ml 的样品判读为阳性，否则为阴性。

2. HBsAb　建议浓度值≥10mU/ml 的样品判读为阳性，否则为阴性。

3. HBeAg 本试剂盒 Cutoff 值为 0.5PEIU/ml,建议>Cutoff 值的样品判断为阳性,否则为阴性。

4. HBeAb 本试剂盒 Cutoff 值为 0.2PEIU/ml,建议>Cutoff 值的样品判断为阳性,否则为阴性。

5. HBcAb 本试剂盒 Cutoff 值为 0.9PEIU/ml,建议>Cutoff 值的样品判断为阳性,否则为阴性。

【临床意义】

1. 急性乙肝早期:HBsAg 定量检测具有极高的灵敏度,可及早检出 HBsAg 的浓度,确定 HBV 感染。几乎能与 preS1 同时检测出,在病程观察和确诊中大大缩短了窗口期时间。

2. 慢性乙肝:一些患者由于机体常缺乏对 HBV 包膜蛋白的免疫应答,HBsAg 表达较低,用 ELISA 检测可出现 HBsAg 和 HbsAb 均阴性结果,定量检测则可避免这些情况的出现,为正确判断病情提供依据。研究表明 HBsAg 的免疫应答与肝细胞损伤有一定关系。血清中 HBsAg 的含量和病人对 HBsAg 细胞免疫成反比关系,而肝功能改变则与此种细胞免疫成正比。定量 HBsAg 测定是反映这一关系的唯一手段。

3. 定量分析 HBsAg 和 HbsAb 的浓度变化,可以预见急性乙肝是否处于恢复期。如 HBsAg 浓度降低、HbsAb 的浓度逐渐升高,病情正往恢复期发展。反之则容易发展为慢性乙肝或携带者。

4. HBsAg 定量水平可以指导干扰素的治疗应答,预测抗病毒治疗的疗效及预后。

5. 根据 HBsAb 的含量可判断机体对 HBV 的免疫状态和乙肝疫苗的免疫效果。

6. 定量分析 HBeAg 和 HbeAb 的浓度变化,可反映病情变化和治疗效果。高浓度的 HbeAg 还可提示病毒处于高复制状态,具较高传染性。

7. HBcAb 浓度的高低可以反映病毒感染的状态。高浓度的 HBcAb 提示乙肝急性感染,恢复期浓度降低。低浓度的 HbcAb 一般为恢复期或既往感染。

【注意事项】

1. 认真阅读试剂盒说明书,不要使用不同批号试剂及过期试剂。

2. 尽量建立一个干净无尘的实验室环境,对实验的成功起到决定性作用(因为尘土中含很多金属离子,会影响实验结果)。

3. 试剂盒与待测样本使用前必须达到室温。

4. 为保证实验的准确性,处理血样时应做到没有纤维蛋白,红细胞等。并要保证样本加样量的准确性,否则容易引起测量值的差异。尽量不使用高血脂,高胆红素和高血红蛋白样本。

5. 正确设置全自动时间分辨荧光免疫分析仪的检测程序。

6. 洗板时应进行校正注液量和残留量,注意管道是否畅通。洗涤时确认每孔中的洗涤液都注满微孔,洗涤后每孔必须是干的。

7. 必须使用和试剂相配套的增强液和浓缩洗液。

8. 使用医用蒸馏水或去离子水配制洗液。

9. 使用干净的一次性容器配制铕标记物,避免分析缓冲液进入铕标记物原液。

10. 如需稀释样本,请用生理盐水稀释。

11. 所有的样品应作为潜在的传染源看待。

12. 如对实验结果有疑问,应重复实验。

【方法评价】

1. 时间分辨荧光免疫分析的临床应用

(1)蛋白质和多肽类激素分析。

(2)半抗原分析。

（3）病毒性肝炎标志物检测。

（4）肿瘤标志物检测。

2. 方法评价

（1）特异性强:标记物为具有独特荧光特性的稀土金属-镧系元素,特异性荧光与非特异性分离,发射荧光与激发荧光分离,零背景,从而提高荧光信号测量的特异性。

（2）灵敏度高,线性范围宽,重复性好:解离-增强技术使荧光性大大提高,稀土离子螯合物所产生的荧光不仅强度高,而且半衰期长,形成稳定的荧光螯合物,因此可延长测量时间,大大提高了检测灵敏度,同时扩大了检测范围。

（3）标记物稳定:三价稀土离子与双功能螯合剂螯合,形成稳定的螯合物,从而使标准曲线稳定,试剂保质期长,时间分辨荧光免疫检测的标准曲线相当稳定,同一批的试剂盒可用两点法加批次的参考曲线定标。易于自动化。

（4）对环境及工作人员没有任何影响。

（龚丽坤）

目 标 测 试

思考题

讨论时间分辨荧光免疫分析法测定乙肝两对半出现假阳性和假阴性的原因。

实验考核评价指标与评分参考表（100 分）

实验日期：_____　　　　　评分人：_____

考核指标	考核内容	评分指标	标准分值	得分
实验前准备工作（20%）	1. 试验前用物品准备	1. 试剂准备（所需试剂置室温平衡）	4	
		2. 器材准备　Tip 头、移液器等	4	
		3. 浓缩洗液　按试剂盒说明书稀释后备用	4	
		4. 质控血清准备	4	
		5. 1N NaoH 溶液、针管冲洗液准备	4	
小计			20	
基本操作技能（70%）	2. 基本操作	1. 开机准备	6	
		2. 所有使用的试剂、标准品、装载列位	6	
		3. 洗板测试、针洗管测试、检查仪器运行状态	6	
		4. 待测样品准备就绪、质控品	6	
		5. 根据样品数量排取相应的反应板　根据仪器技术进行装载	10	
		6. 装载完毕后，开始运行	6	
		7. 严格、仔细观察仪器后加样过程中的情况	6	
	3. 结果判断报告	8. 剂量-反应曲线相关系数/r/值应>0.9800	6	
		9. HBsAg>0.2ng/ml 为阳性 抗 HBs>10mIU/ml 为阳性 HBeAg>0.5PEIU/ml 为阳性 co:0.5>PEIU/ml 抗 HBe>0.2PEIU/ml 为阳性 co:0.2>PEIU/ml 抗 HBc>0.9PEIU/ml 为阳性 co:0.9PEIU/ml	12	
		10. 结果报告:常见模式:可发出报告 少见模式:需复查后报告	6	
小计			70	
实验结束后工作（10%）	4. 试验后行为习惯	1. 所有废弃物处理	4	
		2. 标本的保留	2	
		3. 仪器的清洁、保养	2	
		4. 实验台的整理、卫生工作	2	
小计			10	
总　计			100	

实验十七 抗核抗体(ANA)检测(间接荧光染色体技术、免疫印迹法)

一、间接免疫荧光技术检测 ANA

【实验目的】

1. 掌握抗核抗体检测的实验原理、方法、操作步骤、结果观察。

2. 熟悉 ANA 检测的临床意义。

【实验原理】

ANA 泛指针对细胞核及其组成成分的抗体,常以较高滴度存在于自身免疫病患者的血液中,是自身免疫病诊断、治疗监测、预后等的重要指标,其包括由间接免疫荧光法(indirect immunofluorescence,IIF)检测的 ANA、抗双链 DNA、抗 Sm、抗组蛋白、抗 Scl-70、抗 U1RNP 和抗 Jo-1 抗体等,这些抗体也是国内临床实验室目前应用较为广泛的自身抗体检测指标。

以小鼠肝细胞或某些培养细胞(如 Hep-2)作抗原片,将患者血清加到抗原片上。如果血清中含有 ANA,就会与细胞核成分特异性结合。加入荧光素标记的抗人 IgG 抗体又可与 ANA 结合,在荧光显微镜下可见细胞核部位呈现荧光。

【实验材料】

1. 抗原片 现多用商品试剂,如需自己制片,制备方法如下。

(1) 肝印片制备:取 4~8 周龄小鼠,断颈杀死后,剖腹取肝。将肝脏剪成平面块,用生理盐水洗去血细胞,用滤纸吸干渗出的浆液。将切面轻压于载玻片上,使其在载玻片上留下薄层肝细胞。冷风吹干,乙醇固定,冰箱可保存 1 周。

(2) Hep-2 细胞抗原片制备:Hep-2 细胞经适宜培养后,在载玻片上形成单层细胞抗原片,用洗涤液洗去培养基。干燥后,用无水乙醇固定。

(3) 肝切片制备:取小鼠肝组织作冷冻切片,-30℃保存备用。

2. 异硫氰酸荧光素(FITC)标记的抗人 IgG 抗体(FITC-抗人 IgG 抗体) 有商品化试剂盒供应,临用前按效价稀释。

3. 0.01mol/L pH7.2PBS

4. 缓冲甘油 取甘油 9 份加 PBS 1 份。

5. 待测血清、阳性和阴性对照血清 临床标本筛选获得。

6. 器材 荧光显微镜、孵箱、有盖湿盒、染色缸、吸管、试管等。

【实验步骤】

1. 准备 检查加样板,生物载片恢复室温,做好标记。

2. 稀释 以 PBS-Tween 缓冲液稀释血清,同时设置阴、阳性对照。

3. 加样 加样板置于泡沫塑料板上,加 25μl 稀释血清至加样板的每一反应区,避免气泡。加完所有标本后开始温育。

4. 温育 将生物薄片盖于加样板的凹槽里,反应开始,室温温育 30 分钟。

5. 冲洗 用烧杯盛 PBS-Tween 缓冲液流水冲洗生物薄片,然后立即将其浸入盛有 PBS-Tween 缓冲液的小杯中至少 1 分钟。不必混摇。

6. 加样 滴加 20μl 荧光素标记的抗人球蛋白(结合物)至洁净加样板的反应区,完全加完方可继续温育。荧光素标记的抗人球蛋白用前需混匀并以 PBS-Tween 缓冲液稀释。

7. 冲洗 用烧杯盛 PBS-Tween 缓冲液流水冲洗生物薄片,然后立即将其浸入盛有 PBS-Tween 缓冲液的小杯中至少 1 分钟。不必混摇。

8. 封片 将盖片直接放于泡沫塑料板凹槽中,滴加甘油做好 PBS 至盖片:每反应区约 10μl。从 PBS-Tween 缓冲液中取出 1 张生物薄片,用纸擦干背面和四边。还要擦拭反应区间隙。将生物薄片面朝下放在已准备好的盖玻片上,立即查看并调整使盖片嵌入载片的凹槽中。然后继续下张生物薄片。

【实验结果】

结果判定:需借助荧光显微镜。

1. 细胞核发黄绿色荧光为阳性染色细胞,无荧光为阴性。抗原片中出现阳性染色细胞为 ANA 阳性,否则为阴性。可将阳性待检血清稀释后测定其效价。

2. 根据细胞核荧光染色的图像,可分为以下型别。

(1) 均质型:细胞核呈均匀一致的荧光。

(2) 周边型(核膜型):细胞核周围呈现荧光。

(3) 斑点型(颗粒型):细胞核内呈现斑点状荧光。

(4) 核仁型:核仁部分呈现荧光。

(5) 混合型:两种以上核染色。

(6) 应用细胞片做抗原片可检出着点型(ACA)。

【注意事项】

1. PBS-Tween 缓冲液在 4℃ 下可存放两周。

2. 需根据每次实验的标本量决定所需稀释 FITC 标记的抗人球蛋白的量,稀释后在 4℃ 下可存放 1 周。

3. 血清或 FITC 标记的抗人 Ig 应滴加至加样板上,不能直接滴加于载片。

4. 载片盖到加样板上后,应确保反应区与液滴完全接触后才开始温育记时。

5. 冲洗载片的水流宜缓慢,以免冲洗掉基质。载片上的反应区应保持湿润,不可将载片风干。

6. 封片进不可用力挤压盖玻片,以免损坏基质。可左右挪动盖玻片以使其正确嵌入载片凹槽里。

7. 封片介质含荧光稳定剂,应存于 2~8℃。封好的载片在 4℃ 可长期保存。

【方法评价】

1. 方法应用 ①周边型表示抗 DNA 抗体存在;②均质型表示有抗 DNP 抗体;③斑点(颗粒)型多为抗 ENA 抗体;④核仁型多为抗核小体抗体。SLE 患者常出现周边型、匀质型或混合型,斑点型多见于混合结缔组织病,而硬皮病多为核仁型;周边型对 SLE 有较高的特异性。

2. 方法评价 间接免疫荧光技术是检测 ANA 最常用的方法,检测细胞内抗原自身抗体"金标准"-IIF。该法简便敏感,且可根据核染色形态确定核抗原类型。鼠肝印片细胞常分布不均匀,且多有重叠,冲洗时易丢失。Hep-2 细胞胞核大,有丝分裂旺盛,核内细胞器明显,且具备人源性抗原的特征,对诊断和鉴别不同类型的自身免疫病都十分有利。

二、欧蒙印迹法检测抗核抗体

【实验原理】

欧蒙印迹法用于血清或血浆中的 ANA 的体外定性检测,如人抗 nRNP、Sm、SS-A(天然 SS-A 和 Ro-52)、SS-B、Scl-70、PM-Scl、Jo-1、CENP B、PCNA、dsDNA、核小体、组蛋白、核糖体 P 蛋白和 AMA M2 等 14 种不同抗原的 IgG 类抗体。检测膜条上平行包被有高度纯化、生化性质明确的上述抗原,在第一次温育时,已稀释的血清与检测膜条发生反应。若样本阳性,则已稀释血清中的特异性 IgG(也包括 IgM 和 IgA)与固相上的相应抗原结合。再加入酶标抗人 IgG(如 AP 标记的酶结合物)进行第二次温育,然后加入色原或酶的底物,若血清标本中存在特异性抗体,则相应抗原线将呈现一条深色阳性带,依据所用抗原谱,在相同条件下可同时检测多种ANA。

【实验材料】

1. 包被抗原的检测膜条　直接使用。为防止膜条冷凝,须在膜条平衡到室温后方可打开包装。在取出膜条后,原包装应立即密封好并存放于2～8℃。

2. 阳性对照　100倍浓缩。用洁净吸管从瓶中吸取所需阳性对照,以样本缓冲液1∶100稀释,已稀释的阳性对照,应在同一个工作日用完。

3. 酶结合物　10倍浓缩。使用时用干净的吸管从瓶中吸取所需酶结合物,并用样本缓冲液1∶10稀释。如需温育一条检测膜条,用1.35ml样本缓冲液稀释0.15ml酶结合物,已稀释的酶结合物应在同一个工作日用完。

4. 样本缓冲液　直接使用。

5. 清洗缓冲液　10倍浓缩。使用时用干净的吸管从瓶中吸取需要量,用蒸馏水1∶10稀释。如需温育一条膜条,用9ml蒸馏水稀释1ml浓缩缓冲液,稀释后的缓冲液应在同一个工作日用完。

6. 底物液　直接使用,对光敏感,使用后应立即盖紧瓶盖。

【实验步骤】

1. 基本步骤见图17-1。

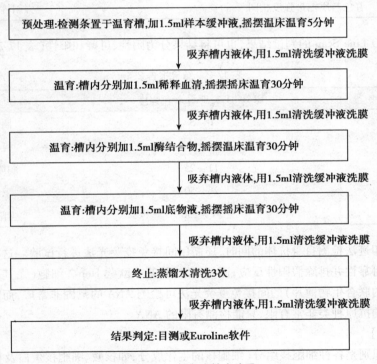

图17-1　印迹法基本步骤

2. 实验操作

(1)预处理:取出所需膜条,放入温育槽内。膜条上有编号的一面朝上。在各温育槽中分别加入1.5ml样本缓冲液,摇摆式摇床上室温(18～25℃)温育5分钟后,再吸弃去温育槽中液体。

(2)加血清温育:在各温育槽中分别加入1.5ml已稀释的血清样本,摇摆式摇床上室温(18～25℃)温育30分钟。

(3)清洗:吸去槽内液体,在摇摆摇床上用1.5ml清洗缓冲液清洗膜条3次,每次5分钟。

(4)加酶结合物温育:温育槽中加入1.5ml已稀释的酶结合物(AP标记的抗人IgG),摇摆摇床上室温(18~25℃)温育30分钟。

（5）清洗：吸去槽内液体，于摇摆摇床上用1.5ml清洗缓冲液清洗膜条3次，每次5分钟。

（6）底物温育：在各温育槽中分别加入1.5ml底物液，摇摆式摇床上室温(18~25℃)温育10分钟。

（7）终止：吸去槽内液体，以蒸馏水清洗膜条3次，每次1分钟。

【实验结果】

1. 将检测膜条置于结果判定模板中，待风干后再判断结果。

若在欧蒙印迹法自动操作仪（如EURO Blot Master）中使用免疫印迹法试剂盒时，则需选择方法列表中的Euro01AAb EL30。

2. 结果报告 根据抗原带着色深浅，将结果分为阴性、可疑和阳性3种（表17-1）。

表17-1 结果报告1

抗原带着色深浅	结果
无色	阴性
着色非常弱	可疑
着色中到较强	阳性
着色与质控带强度相同	强阳性

根据EURO Line Scan的判读结果，也可将结果分为阴性、可疑和阳性（表17-2）。

表17-2 结果报告2

等级	EURO LineScan着色强度	结果
0	0~5	阴性
(+)	6~10	可疑
+	11~25	弱阳性
++	26~50	阳性
+++	51~256	强阳性

运用欧蒙印迹法检测自身抗体的同时，还需用间接免疫荧光法进行试验。这样一方面可确保试验结果的可靠性并排除假阳性反应；而另一方面，基于欧蒙Hep-2细胞（尤其是与灵长类肝冷冻组织切片的联合生物薄片）的间接免疫荧光法可检测ANA的范围非常广，而欧蒙印迹法因为实验膜条上的抗原种类非常有限，只能检测有限的ANA。

【临床意义】

抗核抗体识别是各种细胞核组分（细胞核的生化成分，如核酸、细胞核蛋白及核糖蛋白），可特征性地出现于许多疾病中，尤其是风湿性疾病。在炎症性风湿性疾病中，这些抗核抗体的阳性率为20%~100%，风湿性关节炎的阳性率最低（20%~40%）。因此，ANA鉴别诊断在对个别风湿疾病的确认十分必要，而且对自身免疫性疾病的进一步诊断也很有价值。

【注意事项】

1. 该检测试剂仅用于体外诊断。

2. 质控血清的HBsAg、抗HCV、HIV-1和HIV-2抗体均为阴性。但试剂盒中所有组分均应被视作潜在传染源而小心处理。部分有毒性的试剂如缓冲液、底物液等，应避免接触皮肤。

3. 废物处理 患者样本、质控血清及温育过的检测膜条均应视作传染源处理；其他试剂若无特殊规定，不需单独处理。

4. 使用前所有试剂均须于室温(18～25℃)平衡30分钟。从首次使用起,若试剂盒保存在2～8℃且没有污染的环境中,可稳定至所标示有效期。

【方法评价】

1. 方法应用

(1) 预期用途:用于体外定性检测人血清或血浆中的抗 nRNP、Sm、SS-A(天然 SS-A 和 Ro-52)、SS-B、Scl-70、PM-Scl、Jo-1、CENP B、PCNA、dsDNA、核小体、组蛋白、核糖体 P 蛋白和 AMA M2 共 14 种不同抗原 IgG 类抗体。

(2) 适应证:夏普综合征(MCTD),系统性红斑狼疮(SLE),干燥综合征,进行性系统性硬化症,多肌炎皮肌炎、重叠综合征、局限型进行性系统性硬化症(CREST 综合征),原发性胆汁性肝硬化。

2. 方法评价　该法应与间接免疫荧光法同时检测。该法分析容量大、敏感度高、特异性强。

(旷兴林)

目 标 测 试

思考题

分析影响免疫印迹法结果的主要因素。

实验考核评价指标与评分参考表（100 分）

（免疫印迹法）

实验日期：_____ 评分人：_____

考核指标	考核内容	评 分 指 标	标准分值	得分
实验前准备工作（20%）	1. 实验前用物品准备	1. 包被抗原的检测膜条	4	
		2. 阳性对照	4	
		3. 酶结合物	4	
		4. 样本缓冲液	4	
		5. 清洗缓冲液、底物液	4	
		6. 荧光显微镜、孵箱、有盖湿盒等		
小计			20	
基本操作技能（70%）	2. 抗核抗体检测操作	1. 膜条预处理	7	
		2. 加血清温育	7	
		3. 清洗	7	
		4. 加酶结合物温育	7	
		5. 第二次清洗	7	
		6. 底物温育	7	
		7. 终止	7	
	3. 结果判断报告	8. 结果观察方法	7	
		9. 结果判断方法	7	
		10. 结果报告方法	7	
小计			70	
实验结束后工作（10%）	4. 实验结束后行为习惯	1. 仪器保养	4	
		2. 标本处理	2	
		3. 实验台整理	2	
		4. 卫生工作	2	
小计			10	
总 计			100	

实验十八　HCG 检测(斑点金免疫层析技术)

【实验目的】

1. 掌握斑点金免疫层析技术的原理、操作步骤及结果判断。

2. 学会 HCG 的测定方法。

3. 熟悉 HCG 检测的临床意义。

【实验原理】

斑点金免疫层析双抗体夹心法原理如图 18-1 所示。检测时,试纸条 A 端浸入尿液,尿液中 HCG 与金标抗 HCG 结合后,复合物沿着试纸条上行至固相抗 β-HCG 处,形成金标抗体-HCG-固相抗体复合物,金标抗体被固定下来,显示红色线条(测试区)。未完全结合的金标抗 HCG 继续上行至固相二抗处形成金标抗体-固相二抗复合物,显示红色对照线,出现两条显色线者为测定阳性。

若尿液中无 HCG,测试区不显示红色线条,仅显示一条红色对照线。

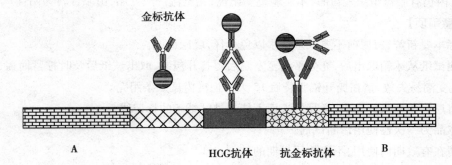

图 18-1　HCG 检测原理

【实验材料】

1. 层析条

2. 标本

(1) 标本种类:随机尿液。

(2) 标本要求:尿液收集应使用一次性尿杯或洁净容器,污染标本不宜做此项检查。

(3) 标本储存:如尿液不能及时送检,应置 4℃冰箱,测试前应平衡至室温。

【实验步骤】

1. 先把试纸条从冰箱中取出,使其平衡至室温。

2. 将试纸条标有 MAX 的一端浸入尿液标本中 2～5 秒,平放于水平桌面,5 分钟内观察结果。

3. 测试纸插入尿液深度不可超过 MAX 标志线。

【实验结果】

结果判断如图 18-2 所示。

阳性:在检测线位置及对照线位置各出现一条红色反应线。

阴性:仅在对照线位置出现一条红色反应线。

无效:测试纸无红色反应线出现,或仅在检测线位置出现一条红色反应线,表明实验失败或检测试纸失效。

【临床意义】

1. 早期妊娠诊断　在受孕后 7～10 天即可测出。

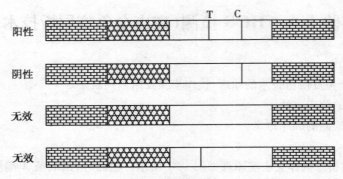

图 18-2　结果判断

2. 滋养层细胞肿瘤诊断及预后判断　滋养层细胞肿瘤 HCG 含量较正常妊娠孕妇明显增高,术后 8~12 周如仍呈阳性反应,提示可能有残存瘤组织,具有潜在复发的可能。

3. 协助诊断异位妊娠及流产　宫外孕时,HCG 低于正常妊娠,仅约 60% 阳性;不完全流产患者子宫内仍有胎盘组织残留时,本实验仍呈阳性;完全流产或死胎,由阳性转为阴性。

【注意事项】

1. 标本要新鲜,留尿前不要大量饮水以免稀释,晨尿最好。

2. 测试纸从冰箱取出后,充分平衡至室温后再打开包装,取出试纸后及时拧紧筒盖,以防受潮。试纸受潮易失效,请在撕开铝膜袋后 15 天内把罐内试纸条用完。

3. 将层析条插入样品中,样品的液面不能超过试纸条的标记线。

4. 本品为一次性使用诊断试剂。

5. 请在有效期内使用,不要使用过期的试剂。

6. 当 HCG 浓度过高时,检测线颜色可能变浅,属于正常现象。

7. 若受试者怀疑有受孕可能而检测结果为阴性时,可在 48~72 小时后重新收集晨尿再次测定。

【方法评价】

斑点金免疫层析法检测 HCG 具有操作简便、快捷及操作人员不需技术培训,除试剂外无需特殊仪器设备,且试剂稳定,便于保存等优点,因此特别适合"床边检验"的要求。

本法灵敏度不及酶标法和酶发光免疫测定法,且不能准确定量,只能作为定性或者半定量试验。

另外,子宫肿瘤、葡萄胎或更年期患者,因尿液中 HCG 含量较高,可能会出现阴性结果;怀疑异位、异常妊娠时,应结合其他方法进行诊断。

(代荣琴)

目 标 测 试

一、单项选择题

1. 在使用胶体金免疫层析法检测标本时,发现胶体金检测质控正常,检测结果为阴性,而 ELISA 检测为阳性,你认为是什么原因

　　A. 样本中待检物含量低,胶体金方法灵敏度不够

　　B. ELISA 试剂的非特异性反应

　　C. 胶体金试剂不稳定

D. 胶体金方法比 ELISA 特异性好

E. ELISA 试剂灵敏度过高

2. 关于胶体金免疫层析试验双抗体夹心法结果正确的判读是

A. 仅出现一条棕红色质控条带者为结果阳性

B. 出现两条棕红色条带者为结果阳性

C. 出现棕红色质控条带者为试剂失效

D. 必须在 5 分钟内观察结果

E. 仅在实验区出现一条棕红色条带者为结果阳性

3. 免疫层析试验双抗体夹心法检测 HCG,层析条的待测样品结果判读处应包被

A. 胶体金标记抗 HCG 抗体 　　　　　B. 抗 HCG 抗体

C. 抗免疫金抗体 　　　　　　　　　　D. 标准抗原(HCG)

E. 人血清 IgG

二、思考题

1. 简述斑点金免疫层析法检测尿液 HCG 的原理及临床意义。

2. 分析尿液中 HCG 含量异常升高时,检测区红色线条颜色变浅甚至消失的原因?

实验考核评价指标与评分参考表（100 分）

实验日期：_____　评分人：_____

考核指标	考核内容	评 分 指 标	标准分值	得分
实验前准备工作（20%）	1. 实验前用品准备	1. 试剂选择（HCG 检测试纸条）	4	
		2. 标本收集（标本种类、要求、储存等）	8	
		3. 试剂盒、样品放置情况（室温平衡时间）	8	
小计			20	
基本操作技能（70%）	2. 基本操作	1. 待测标本加样方法	9	
		2. 试纸条浸润时间	9	
		3. 结果判读时间	9	
		4. 生物安全观念（试验前、中、后）	9	
		5. 操作注意事项提问	10	
	3. 结果判断报告	6. 结果观察方法	8	
		7. 结果判断方法	8	
		8. 结果报告方法	8	
小计			70	
实验结束后工作（10%）	4. 实验后行为习惯	1. 试剂盒的储存	4	
		2. 标本处理	2	
		3. 实验台整理	2	
		4. 卫生工作	2	
小计			10	
总　计			100	

实验十九　血清甲胎蛋白（AFP）测定（半自动化学发光酶免疫分析）

【实验目的】

1. 掌握半自动化学发光酶免疫分析测定血清甲胎蛋白的实验原理。
2. 熟悉半自动化学发光酶免疫分析测定血清甲胎蛋白的基本操作步骤及操作注意事项。
3. 了解血清甲胎蛋白测定的临床意义。

【实验原理】

用甲胎蛋白单克隆抗体包被微孔板，制备成固相抗体，在微孔板中加入待检标本及辣根过氧化物酶标记的甲胎蛋白另一个表位的单克隆抗体，经孵育后，形成固相抗体-甲胎蛋白-酶标抗体夹心复合物，通过洗涤使结合物与游离物分离后加入鲁米诺与 H_2O_2，鲁米诺在辣根过氧化酶的催化下发光，用化学发光仪检测其光强度，通过标准曲线计算出待检标本的甲胎蛋白含量。

【实验材料】

1. 试剂　甲胎蛋白单克隆抗体包被微孔板、辣根过氧化物酶标记的甲胎蛋白单克隆抗体、空白对照液、甲胎蛋白标准品、浓缩洗涤液粉、发光底物鲁米诺、H_2O_2。
2. 被检标本　血清。
3. 其他材料　蒸馏水（去离子水）、微量加样器、Tip 头、试管架、废液缸、消毒片。
4. 仪器　振荡器、洗板机、半自动化学发光仪、电恒温箱等。

【实验步骤】

AFP 的半自动化学发光酶免疫分析已有市售试剂盒，必须严格按照试剂盒说明书操作，下列操作方法供参考。

1. 将浓缩洗涤粉倒入 500ml 蒸馏水（去离子水）中混匀，直至完全溶解，以备洗板时使用。
2. 按表 19-1 加入各种试剂。

表 19-1　各种试剂加入方法

加入物（μl）	空白孔（A1）	标准孔（A2~A7）	样品孔（A8…）
空白液	50		
标准液（S1-S6）		50	
待检样本			50
酶结合物	50	50	50
鲁米诺	50	50	50
H_2O_2	50	50	50

振荡器振荡混匀，封板，37℃反应 60 分钟，用洗板机洗涤 5 次，每次静置 10 秒或根据所购试剂盒说明书进行洗涤。

振荡器振荡混匀，上机测试。

【实验结果】

在化学发光仪操作系统上选择测定项目并按加样情况布板后点击测定，仪器测定出各孔发光值，并以标准品浓度为横坐标，标准品发光值为纵坐标进行双对数拟合绘制出标准曲线，仪器再根据样本的发光值，通过标准曲线计算出各待测样本的甲胎蛋白浓度。

【参考范围】

健康成人<9ng/ml（每个实验室均应针对各种有代表性的特殊人群建立自己的参考范围）。

【临床意义】

1. AFP 主要用于辅助诊断原发性肝癌及筛查高危人群。

2. 持续 1 个月以上 AFP>500μg/L,并能排除妊娠、活动性肝炎、睾丸癌或卵巢畸胎瘤等,意味着存在肝癌。

3. 目前在较多国家使用 AFP 检测来普查肝癌,AFP 也用于肝癌的治疗效果及预后评估。

4. 良性肝脏疾病如肝炎、肝硬化 AFP 也可升高,但 95% 小于 200μg/L。

【注意事项】

1. 所有试剂均应置于 2～8℃环境中保存,在有效期内使用,临用前置室温平衡 30 分钟后使用。

2. 血清在室温(15～30℃)条件放置不超过 8 小时,如果 8 小时内不能完成检测,即应将标本放入 2～8℃冰箱冷藏。如果 48 小时内不能完成检测,即应将标本放入-20℃冰箱冻藏。标本只能复融一次。

3. 不同批号试剂不能混用,各试剂用前摇匀,封板膜不能重复使用。

4. 标本溶血、高脂血症、高胆红素血症、被检血清被细菌污染以及 RF 阳性时,都会影响本试验的结果。

5. 洗涤要彻底,以免因血清中其他来源的过氧化物酶类物质所产生的非特异性吸附,从而影响测定结果。

【方法评价】

1. 半自动化学发光酶免疫分析测定过程与 ELISA 相似,只是最后加入的是发光底物并检测其光信号进行定量分析。

2. 半自动分析相对于全自动分析,其成本相对较低,但手工操作步骤多,误差相对较大,适合小型医院使用。

（陆小琴）

目 标 测 试

一、单项选择题

1. 可用于辅助诊断原发性肝癌的肿瘤标志物的是

A. AFP　　　　B. CEA　　　　　　C. PSA　　　　D. CA125　　　　E. CA153

2. 血清中甲胎蛋白连续超过多少对原发性肝癌有诊断意义

A. 30μg/L　　B. 50μg/L　　　　C. 200μg/L　　D. 300μg/L　　　E. 400μg/L

3. 下列均为标记免疫技术的是

A. ELISA、免疫电泳、放射免疫分析

B. 免疫胶体金技术、免疫电泳、放射免疫分析

C. 电化学发光免疫分析、时间分辨荧光免疫分析、放射免疫分析

D. 免疫胶体金技术、单向扩散试验、放射免疫分析

E. 免疫胶体金技术、单向扩散试验、凝集试验

4. 辣根过氧化物酶的发光底物是

A. 吖啶酯　　B. 三联吡啶钌　　　C. TPA　　　　D. 鲁米诺　　　　E. 金刚烷

二、思考题

1. 甲胎蛋白升高就能诊断原发性肝癌吗？为什么？

2. 简述化学发光酶免疫分析的基本原理。

实验考核评价指标与评分参考表（100分）

实验日期：＿＿＿＿＿＿＿＿＿＿＿＿＿＿＿＿　　评分人：＿＿＿＿＿＿＿＿＿＿＿＿＿

考核指标	考核内容	评 分 指 标	标准分值	得分
实验前准备工作（20%）	1. 实验前用物品准备	1. 试剂盒的清点，阅读说明书	5	
		2. 试剂是否置室温30分钟，并且摇匀	2	
		3. 器材准备（水浴箱、酶标仪、微量加样器等）	4	
		4. 洗涤液的配制	4	
		5. 待测血清是否合格判断、编号	5	
小计			20	
基本操作技能（70%）	2. 半自动CLEIA实验操作	1. 加标准品	4	
		2. 加样本及试剂	6	
		3. 操作步骤正确	10	
		4. 操作姿势正确（坐姿，微量加样器的使用）	5	
		5. 洗涤方法	10	
		6. 生物安全观念（实验前、中、后）	5	
		7. 操作注意事项提问	5	
	3. 结果判断报告	8. 化学发光仪上布板是否正确	5	
		9. 绘制的标准曲线相关系数是否达到要求	10	
		10. 实验结果是否在可接受的范围内	10	
小计			70	
实验结束后工作（10%）	4. 实验结束后行为习惯	1. 器材（反应板、Tip头）消毒处理、收捡	3	
		2. 标本处理	3	
		3. 实验台整理	2	
		4. 卫生工作	2	
小计			10	
总　　计			100	

第六单元

T 细胞免疫检测技术

实验二十　外周血中单个核细胞分离

【实验目的】

1. 掌握外周血单个核细胞分离的实验原理、方法及操作步骤。
2. 熟悉外周血单个核细胞分离过程中的注意事项。

【实验原理】

各种血细胞的体积、形态、密度和比重均有差异,红细胞和多形核细胞比重较大,约为1.092,血小板约为1.032,单个核细胞比重为1.076~1.090。因此,利用一种比重1.075~1.092等渗的聚蔗糖-泛影葡胺(Ficoll)混合分离液作密度梯度离心,离心后不同比重的血细胞在分离液中呈梯度分布,单个核细胞将悬浮于分离液面的上层,红细胞和多核白细胞沉于管底,位于分离液的下层。将单个核细胞层取出,经洗涤后可用于细胞免疫的相关试验。

【实验材料】

1. 淋巴细胞分离液(密度为 1.077±0.001)。
2. 250U/ml 肝素溶液、Hanks 缓冲液、5g/L 台盼蓝、小牛血清。
3. 注射器、吸管、刻度离心管、微量试管、血细胞计数板、载玻片、盖玻片、水平式离心机、光学显微镜等。

【实验步骤】

1. 将淋巴细胞分离液移到室温(18~25℃)平衡 30 分钟,无菌操作台内取 2ml 淋巴细胞分离液置于刻度离心管内。

2. 抽取静脉血 2ml,注入含有 0.2ml 肝素溶液的无菌试管中。将 2ml 的肝素抗凝血与 2ml含 1%~5% 小牛血清的 Hanks 缓冲液等体积混合。

3. 用吸管将稀释血液 3~4ml 沿管壁缓慢加入刻度离心管中,使稀释血液重叠于淋巴细胞分离液上(淋巴细胞分离液与稀释血液体积比例以 1:2 为宜),两者之间有一明显的交界面。

4. 置水平离心机中,以 2000r/min 离心 30 分钟。

5. 离心后试管内血液分为 3 层,上层为血浆层(内含血小板和破碎红细胞),中间层为分离液层,底层为红细胞和多形白细胞层,在上、中层液体界面处可见到乳白色混浊的白膜层,也即单个核细胞层。

6. 将吸管轻轻插入到白膜层,沿试管壁边缘吸取该层单个核细胞后,移入另一试管,加入 4倍以上体积的含 1%~5% 小牛血清的 Hanks 缓冲液,充分混匀,1200r/min 离心 10 分钟,弃上清。重复洗涤 2 次,末次离心后,吸尽上清,用 Hanks 缓冲液将细胞悬液体积还原至 2ml。

7. 将 50μl 的细胞悬液与 50μl 的台盼蓝染液在微量试管中混匀,室温静置 30 分钟。

8. 将 15μl 上述混合液滴入细胞计数板中,在光学显微镜下观察细胞活力,最后按照实验要求将细胞悬液调整到适当浓度。

【实验结果】

活细胞不着色,死细胞染成蓝色,检查 200 个细胞,计算活细胞数量占细胞计数总量的百分比,一般活细胞率在95%以上为佳。

【注意事项】

1. 将血液进行稀释可降低血液黏稠度和红细胞的聚集,提高单个核细胞的收获量。

2. 温度变化可直接影响分层液的密度,即影响细胞的收获率和纯度。故应在室温(18～25℃)下进行实验,分层液使用前应预温至室温。温度过低,淋巴细胞丢失增多;温度过高,会影响淋巴细胞活性。

3. 分离时的转速与时间应根据不同样品作相应调整。离心速度在2000～2500r/min,离心时间为15～20分钟,离心后若见白雾状细胞层中仍掺杂红细胞,应提高转速或延长离心时间,若淋巴细胞丢失过多,则应适当降低转速或离心时间。

4. 分离液应直接加入管底,防止浸沾四周管壁。

5. 将细胞悬液叠加于分离液上时务必小心,不要扰乱界面以影响分离效果。

6. 充分洗涤分离后的单核细胞,可除去大部分混杂的血小板。

【方法评价】

本方法操作简便、稳定。细胞回收率达80%～90%,单个核细胞纯度可达95%,淋巴细胞占90%～95%,细胞活力可达95%以上。但其中仍可混杂少量(约10%)其他细胞。该方法是目前最理想、最常用的分离淋巴细胞的手段,其制备的细胞(主要是淋巴细胞)悬液已能满足许多细胞免疫试验要求,也可用于进一步制备T细胞、B细胞及单核细胞,故在细胞免疫试验中有广泛应用,是细胞免疫检测中最基本的技术之一。

(孙中文)

目 标 测 试

一、单项选择题

1. 分离外周血单个核细胞,密度梯度离心法常用的分层液是

    A. 明胶   B. 右旋糖酐   C. Ficoll-Hypaque 分层液

    D. Percoll 分层液   E. 葡聚糖

2. Ficoll 分离液密度梯度离心后,外周血细胞分布由上至下依次为

    A. 单个核细胞、血小板和血浆、粒细胞、红细胞

    B. 血小板和血浆、粒细胞、单个核细胞、红细胞

    C. 血小板和血浆、单个核细胞、粒细胞、红细胞

    D. 血小板和血浆、单个核细胞、红细胞、粒细胞

    E. 血小板和血浆、红细胞、单个核细胞、粒细胞

3. 用于T细胞亚群分离的方法有

    A. E 花环沉降法   B. 尼龙毛柱分离法   C. 免疫磁珠分离法

    D. Ficoll 分离法   E. Percoll 分离法

4. 细胞活力测定常用的简便方法是

    A. 伊红染色   B. 亚甲蓝染色   C. 台盼蓝染色

    D. 抗酸染色   E. HE 染色

5. 采用 Ficoll 密度梯度分离法分离得到的细胞主要为

    A. 单核细胞和粒细胞   B. 单核细胞   C. 淋巴细胞

    D. 淋巴细胞和单核细胞   E. 淋巴细胞和粒细胞

6. 免疫细胞分离中不是对分离液的基本要求为

    A. 对细胞无毒   B. 基本等渗   C. 不溶于血浆等分离物质

D. 有一定的比重　　　　　　E. 一定是有色的液体

7. 关于单个核细胞说法错误的是

    A. 单个核细胞包括淋巴细胞、单核细胞

    B. 单个核细胞的体积、形态、比重与其他细胞不同

    C. 可利用单个核细胞的体积不同,按照密度梯度来分离

    D. 在进行密度梯度分离时,单个核细胞比重比溶液的比重大

    E. 多核粒细胞比重比单个核细胞比重大

8. 关于淋巴细胞分离的描述错误的是

    A. Ficoll 分离液法是一种单次差速密度梯度离心的分离法

    B. 温度可影响 Ficoll 分离的细胞收率

    C. 为获得较纯的单个核细胞,需根据待分离细胞的比重调整分离液的比重

    D. 采用贴壁黏附法分离到的淋巴细胞群中不会损失 B 细胞

    E. Percoll 分离是一种连续密度梯度离心分离法,是纯化单核细胞和淋巴细胞的一种较好的方法

二、思考题

1. 为何常用密度为 1.077±0.001 的分层液分离外周血单个核细胞?

2. 利用密度梯度离心法分离外周血单个核细胞,为何要将血液样品进行适当稀释,并要叠加于分离液上?

实验考核评价指标与评分参考表（100 分）

实验日期：＿＿＿＿＿＿＿＿＿＿＿＿＿＿＿＿＿＿评分人：＿＿＿＿＿＿＿＿＿

考核指标	考核内容	评 分 指 标	标准分值	得分
试验前准备工作（20％）	1. 试验前用物品准备	1. 试剂准备（分离液预处理等）	4	
		2. 常规器材准备（刻度离心管、吸管等）	4	
		3. 抗凝剂的准备	4	
		4. 抽血器材的准备（注射器、止血带等）	4	
		5. 离心机的预温	4	
小计			20	
基本操作技能（70％）	2. 基本操作	1. 抽取静脉血操作	5	
		2. 将血液正确加入分离液	10	
		3. 离心操作正确	5	
		4. 正确吸取单个核细胞层	10	
		5. 操作姿势（台盼蓝染色、吸管使用等）	5	
		6. 生物安全观念（试验过程）	5	
		7. 操作注意事项提问	5	
		8. 显微镜的正确使用	5	
	3. 结果判断报告	9. 结果计算方法	5	
		10. 结果判断方法	5	
		11. 结果报告正确	10	
小计			70	
试验结束后工作（10％）	4. 试验后行为习惯	1. 试管消毒处理	4	
		2. 标本处理	2	
		3. 实验台整理	2	
		4. 卫生工作	2	
小计			10	
总　计			100	

实验二十一　T淋巴细胞转化试验(微量全血法)

【实验目的】

1. 掌握T淋巴细胞转化的实验原理。

2. 掌握细胞计数的方法。

3. 熟悉能引起T淋巴细胞转化的常用抗原性物质。

【实验原理】

　　将分离的外周血单个核细胞与适量的PHA混合,置37℃、5% CO_2培养箱,进行体外培养数日后,取培养细胞作涂片染色镜检,可见大部分淋巴细胞转化为体积较大的淋巴母细胞,细胞核内生成核仁,并有部分细胞发生分裂现象。由于PHA只激发T淋巴细胞转化,为此计数200个淋巴细胞,可计算出转化细胞的百分率,即得淋巴细胞转化率(简称转化率)。在正常情况下,PHA淋巴细胞转化率为60%~80%,50%~60%则偏低,50%下则降低。

【实验材料】

　　1. 试剂　PHA溶液、无菌小牛血清、250U/ml肝素、Hanks缓冲液、RPMI 1640培养基、吉姆萨染液、青霉素、链霉素。

　　2. 仪器　注射器、光学显微镜、离心机、水浴锅、血细胞计数板、培养瓶、试管、吸管、载玻片、盖玻片等。

【实验步骤】

　　1. 外周血单个核细胞与适量的PHA混合培养　取肝素抗凝血0.2ml,无菌操作注入预先加有1.8ml RPMI 1640培养液的培养瓶内,同时加入PHA 0.1ml,对照组瓶内不加PHA。混匀后置37℃、5% CO_2培养箱培养3天,培养期间每天旋转摇匀一次。

　　2. 培养细胞处理　培养结束后,将培养瓶摇匀,将所有液体全部转入试管内,以1000r/min离心10分钟,倾尽上清液,待管壁残留少量液体回至管底,用毛细滴管吹打使沉淀细胞分散。

　　3. 涂片　吸取1~2滴细胞悬液,滴在清洁载玻片上,用滴管前端作刮片,将细胞轻轻推向一方,一般大细胞多在尾部,推完后迅速用电吹风吹干。

　　4. 染色　待干燥后,用吉姆萨染料染色10~20分钟,水洗,干燥。

　　5. 镜检　油镜下计数200个淋巴细胞,观察淋巴细胞的形态变化,记录转化和未转化的淋巴细胞数,并计算淋巴细胞转化率。

【实验结果】

　　根据细胞的大小、核与胞质的比例、胞质的染色性以及有无核仁等特征(表21-1),分别计数淋巴母细胞、过渡型母细胞和未转化的淋巴细胞,前两者为转化细胞。

表21-1　未转化和转化淋巴细胞的形态特征

	转化的淋巴细胞		未转化的淋巴细胞
	淋巴母细胞	过渡型	
细胞大小(直径)	12~20	12~16	6~8
核大小、染色质	增大、疏松	增大、疏松	不增大、密集
核仁	清晰、1~4个	有或无	无
有丝分裂	有或无	无	无
细胞质、染色	增多、嗜碱	增多、嗜碱	极少、天青色
胞浆内空泡	有或无	有或无	无
伪足	有或无	有或无	无

每份标本计数 200 个细胞,按公式计算转化率:

$$转化率 = \frac{转化的淋巴细胞数}{转化的淋巴细胞数 + 未转化的淋巴细胞数} \times 100\%$$

【参考范围】

正常人的 T 细胞转化率为 60% ~ 80%,小于 50% 可视为降低。

【注意事项】

1. 严格无菌操作　全部体外培养操作过程都应严格无菌,这是体外淋巴细胞转化成败的关键问题。

2. 培养基质量选择　培养基的质量好坏严重影响转化率,培养基营养价值越高,转化率相对地较高,转化的淋巴母细胞形态也较典型,核丝分裂也稍多。因此,应选择质量较好的培养基。为使细胞有足够的气体以维持其新陈代谢,培养容器以斜放为宜,以增加细胞与培养液的接触面。

3. PHA 浓度适宜　PHA 可促进淋巴细胞转化形成淋巴母细胞,但 PHA 浓度过高或过低都能影响实验结果,所以 PHA 用前必须进行预实验测定。

4. 细胞培养时间　在一定限度内,时间越长,转化率越高。但用 PHA 作为激发剂时,培养超过 4 ~ 5 天,转化率反而下降,一般通用培养时间为 72 小时。

5. 涂片和计数方法　取细胞作涂片时,必须注意将管内细胞混匀扩散。吸取下层细胞作推片,结果易偏高,因为大的细胞离心后居下层者为多。推片染色后的计数法对转化率的影响极大。一般愈近推片尾部,转化的淋巴细胞愈多,愈近涂片根部转化细胞愈少。因此,取玻片的前、中、后三段进行计数以提高准确性。

【方法评价】

形态学检查法简便易行,便于基层实验室推广采用。但依靠肉眼观察形态学变化,使结果判断受主观因素影响较大,重复性和可靠性较差。

(孙中文)

目 标 测 试

一、单项选择题

1. 淋巴细胞转化成淋巴母细胞后,其形态学特征为

    A. 细胞大小由大变小　　　B. 出现核仁 1 ~ 4 个　　　C. 胞质极少、着色为天青色

    D. 胞质内空泡逐渐消失　　E. 细胞伪足消失

2. 哪种方法可检测机体的细胞免疫功能

    A. 溶血空斑形成试验　　　B. 免疫球蛋白检测　　　C. 淋巴细胞转化试验

    D. NBT 还原试验　　　　　E. 速发性皮肤过敏试验

3. 正常人外周血 T 淋巴细胞转化率为

    A. <40%　　　B. 40% ~ 50%　　　C. 60% ~ 80%　　　D. 80%　　　E. >90%

4. 淋巴细胞增殖试验中用于细胞增殖检测方法学中不包括

    A. 细胞形态学检测法　　　B. ^{3}H-TdR 掺入法　　　C. MTT 比色法

    D. 流式细胞术　　　　　　E. ^{51}Cr 释放法

二、思考题

1. 淋巴细胞功能测定除增殖试验外,还有哪些试验? 各有什么特点?

2. 检测另外两类淋巴细胞(B 细胞和 NK 细胞)功能的试验有哪些? 各有什么特点?

实验考核评价指标与评分参考表(100分)

实验日期:＿＿＿＿＿＿＿＿＿＿＿＿＿＿ 评分人:＿＿＿＿＿＿＿＿＿＿

考核指标	考核内容	评 分 指 标	标准分值	得分
实验前准备工作 (20%)	1. 实验前用物品准备	1. 试剂选择(吉姆萨染液等)	2	
		2. 器材准备(试管、吸管选择;标记笔等)	2	
		3. 培养基的配制	6	
		4. 医疗器材的准备(注射器、止血带等)	2	
		5. PHA浓度的选择	8	
小计			20	
基本操作技能 (70%)	2. T淋巴细胞转化试验操作	1. 抽取静脉血操作	4	
		2. 将血液正确加入RPMI 1640培养液	4	
		3. 培养期间每天摇匀	4	
		4. 混匀方法(培养瓶、试管)	4	
		5. 操作姿势(吸管使用等)	10	
		6. 生物安全观念(试验前、中、后)	10	
		7. 操作注意事项提问	4	
		8. 油镜的正确使用	10	
	3. 结果判断报告	9. 结果计算方法	5	
		10. 结果判断方法	5	
		11. 结果报告方法	10	
小计			70	
实验结束后工作 (10%)	4. 实验后行为习惯	1. 试管消毒处理	4	
		2. 标本处理	2	
		3. 实验台整理	2	
		4. 卫生工作	2	
小计			10	
总 计			100	

实验二十二 T细胞亚群检测(流式细胞仪法)

流式细胞术(flow cytometry,FCM),是一种对处在液流中的细胞或其他生物微粒(如细菌)逐个进行多参数的快速定量分析和分选的技术。经过荧光抗体染色的单细胞悬液和鞘液在氮气压力下同时进入流室,形成鞘液包裹细胞悬液的稳定层流,由喷嘴高速射下,与激光束交汇。由于混合细胞中细胞的大小、细胞内颗粒的多少及 DNA 含量等不同,使激光产生不同的散射,分别由散射光检测器接受;细胞上着色的荧光染料在激发光激发下,发射出荧光,由荧光检测器接受。所有的信号自动传入计算机分析处理,迅速获得细胞类群及其数量的信息。

将荧光标记单克隆抗体加至细胞悬液中,使二者特异性结合,应用 FCM 监测分析和分离,即可快速得到 T 细胞及其亚群百分率和绝对值的关系数据,又能高速分离和收集淋巴细胞。

【实验目的】

1. 掌握流式细胞术检测的实验原理、方法、操作步骤、结果观察。

2. 熟悉 T 细胞亚群的临床意义。

【实验原理】

利用荧光技术在不同的鼠抗人抗体上标记荧光素,该荧光抗体就同人外周血中淋巴细胞表面的 CD 分子特异性结合,然后用流式细胞仪检测,计算 T 细胞亚群的百分比,了解人的免疫状态。

【实验材料】

1. 仪器设备 毛细吸管、移液管、离心机、流式细胞仪等。

2. 试剂

(1) 荧光标记的细胞因子抗体试剂盒(Simultest IMK Lymphocytes Kit):内含 Isotype Control (MouselgG1/IgG2a)、CD3 FITC/CD19-PE、CD3FITC/CD4-PE、CD3 FITC/CD8-PE、CD3 FITC/CD16$^+$CD56-PE。

(2) 溶血素:FACS Lysing Solution,用外周全血检测时需使用溶血素。

(3) PBS 溶液。

【实验步骤】

1. 血样采集 用 EDTA 真空采血管采集静脉血 2ml,反复缓慢颠倒 8～10 次,充分混匀;血样采集后应在 6 小时内处理,检测。

2. 样本制备

(1) 取 5 支流式上样管,编号为 1、2、3、4、5,分别取 100μl 充分混匀的抗凝全血加入每支上样管底部,注意不要碰到管壁。

(2) 依次加入 20μl 双标 Isotype Control (MouselgG1/IgG2a)、CD3 FITC/CD19-PE、CD3 FITC/CD4-PE、CD3 FITC/CD8-PE、CD3 FITC/CD16$^+$CD56-PE 荧光抗体于对应试管中,涡旋混匀。室温避光孵育 15～30 分钟。

(3) 取出试管,每管加入 10 倍稀释的溶血素 FACS Lysing Solution 2ml,涡旋混匀。室温避光 10 分钟。1200r/min 离心 5 分钟,弃去上清液。

(4) 每管加入 2ml 的 PBS 溶液,涡旋混匀。1200r/min 离心 5 分钟,弃去上清液。

(5) 每管加入 0.5ml 的 PBS 混匀,4℃ 避光 1 小时内上机检测;若不能及时上机检测,加入 0.5ml 1%～2% 的多聚甲醛,放 4℃ 冰箱保存,48 小时内上机检测。

3. 上机检测

(1) 在"浏览框"中建立文件夹和实验组,样本日期,5 个采集管并命名。

(2) 将"浏览框"的采集箭头选中采集管,点击"仪器框"的参数页面,删除不必要的荧光参数,仅保留 FITC 和 PE,散射光参数选择线性,荧光参数选择对数,所有的参数均选择 A 面积信号。

（3）在"通用工具页面"上建获取模块:一共画 2 个散点图,第一个图,横坐标 FSC-A,纵坐标 SSC-A,第二个图,横坐标 FITC-A,纵坐标 PE-A。定义每个样本管的参数标志,参数标志将显示在数据图的坐标轴上和统计表中。

（4）手动脱机补偿及上机检测。

【实验结果】

1. 结果判断方法　根据计算机输出数据与标本情况的相符程度判断结果是否可靠,若不相符可重复试验。

2. 结果报告　报告各类 T 细胞百分比及 CD4/CD8 比值。

【参考范围】

CD3（总 T 淋巴细胞）	50% ~84%
$CD3^+CD4^+$（Th 细胞）	27% ~51%
$CD3^+CD8^+$（Tc/Ts 细胞）	15% ~44%
$CD3^-CD16^+CD56^+$（NK 细胞）	7% ~40%
$CD3^-CD19^+$（B 细胞）	5% ~18%
$CD4^+/CD8^+$（Th/Ts）	0.71% ~2.78%

【临床意义】

正常机体中各 T 淋巴细胞亚群相互作用,维持着机体的正常免疫功能。当不同淋巴细胞亚群的数量和功能发生异常时,可导致机体免疫紊乱并发生一系列的病理变化。目前越来越多的研究说明,T 淋巴细胞亚群在各种临床疾病如自身免疫性疾病、免疫缺陷性疾病、变态反应性疾病、再生障碍性贫血、病毒感染、恶性肿瘤等都有异常改变。

1. T 淋巴细胞亚群与自身免疫和免疫缺陷病　现已普遍认为免疫性疾病中 $CD8^+$ 细胞的数量和功能的低下是发病的重要因素,有时也伴 $CD4^+$ 细胞数量和功能的增高。最典型的例子就是活动性系统性红斑狼疮（SLE）患者,这种疾病患者外周血单个核细胞中 $CD8^+$ 细胞百分率下降,常伴有 $CD4^+$ 细胞百分率增高,$CD4^+/CD8^+$ 比值升高。$CD4^+/CD8^+$ 比值减小是免疫缺陷病的重要指征。在获得性免疫缺陷综合征（AIDS）患者中,就存在着 $CD4^+$ 细胞数显著减少的现象,因而常常出现 $CD4^+/CD8^+$ 比值倒置。

2. T 淋巴细胞亚群和病毒　现已证明 $CD4^+/CD8^+$ 比值的倒置是病毒感染性疾病的重要指征。在水痘、猩红热、麻疹患者中就发现 $CD3^+$、$CD4^+$ 细胞数减少,$CD8^+$ 细胞数增多,$CD4^+/CD8^+$ 比值降低。

3. T 细胞亚群和肿瘤发生　肿瘤患者外周血中 T 淋巴细胞亚群数值异常。其特征是患者体内 $CD3^+$ 细胞、$CD4^+$ 细胞明显减少,而 $CD8^+$ 细胞明显增加,$CD4^+/CD8^+$ 比值显著降低。在实体瘤患者如消化道癌症、肝癌、乳腺癌等患者中都有 $CD3^+$、$CD4^+$ 细胞数降低,$CD8^+$ 细胞数增多,$CD4^+/CD8^+$ 比值明显降低的现象。在血液性肿瘤患者中,T 淋巴细胞亚群的异常变化就更为复杂。上述结果说明肿瘤患者的细胞免疫功能处于免疫抑制状态,患者对识别和杀伤突变细胞的能力下降,形成了肿瘤的生长、转移。通过检测肿瘤患者 T 淋巴细胞亚群的异常变化,了解机体的免疫动态,可指导临床上使用免疫调节剂及其他药物治疗肿瘤。

4. T 淋巴细胞亚群与造血　随着 T 淋巴细胞亚群检测技术在各方面的应用,现已发现骨髓造血细胞的增殖和分化障碍与 T 淋巴细胞亚群异常有关。如在再生障碍性贫血与粒细胞减少症中,患者体内外周血 $CD4^+$ 细胞数减少,$CD8^+$ 细胞数增多,$CD4^+/CD8^+$ 比值明显下降。在血小板减少症患者中,$CD3^+$、$CD4^+$ 细胞百分比都有明显下降,相应地 $CD4^+/CD8^+$ 比值显著下降。在探讨淋巴细胞亚群异常对造血的影响时,发现患者体内激活的 Ts 细胞能抑制体外 GM-CFUC 的生长。由此可推测粒细胞减少症患者体内增生的 Ts 细胞是发病的重要因素。

【注意事项】

1. 弃掉试管中上清液时,一定保证一次性垂直倒掉,不能反复倾倒,防止细胞丢失。

2. 试剂应于2～8℃保存,抗体试剂在保质期内稳定,不能冻存。抗体保存期间与细胞孵育期间注意避光。试剂瓶应保持干燥。

3. 任何试剂的外观改变,如沉淀、变色,都表明试剂已不稳定,这时试剂不能使用。

4. 为得到理想的结果,血样应在静脉穿刺后6小时内染色。

5. 操作时如未按指定孵育时间、离心次数或温度进行,容易影响实验结果。

6. 抗体试剂虽然含有叠氮钠保护剂,仍需要注意防止微生物污染,影响实验结果。

【方法评价】

流式细胞仪具有测量速度快、可进行多参数测量、既是细胞分析技术又是精确的分选技术等诸多优点,但是在操作过程中,需要对细胞进行刺激、阻断、固定、穿透、标记和调节细胞数量等,任何一个环节都会影响实验结果。

（姜世君）

目 标 测 试

一、单项选择题

1. 怀疑为先天性胸腺发育不全的患者,需作哪种检查

　　A. EAC花环　　　　　　　B. T细胞亚群检测　　　　　C. 溶血空斑试验

　　D. 免疫球蛋白检测　　　　E. EA花环

2. 关于实验以下叙述正确的是

　　A. 弃掉试管中上清液时,一定保证一次性垂直倒掉,不能反复倾倒

　　B. 所用试剂均应冻存

　　C. 血样应尽快染色,一般为采样后2小时内

　　D. 操作时应尽量延长孵育时间

　　E. 离心次数越多越好

二、思考题

1. 分析影响流式细胞术检测结果的主要因素。

2. 简述T细胞亚群测定试验的注意事项。

实验考核评价指标与评分参考表（100 分）

实验日期：_____　评分人：_____

考核指标	考核内容	评 分 指 标	标准分值	得分
实验前准备工作（20%）	1. 实验前用物品准备	1. 试剂选择（荧光标记试剂、稀释液、溶血素等）	4	
		2. 器材准备（离心机、流式细胞仪等）	4	
		3. 稀释血清用物品准备（试管、吸管、移液管等）	4	
		4. 试管排放情况（试管大小、试管数量等）	4	
		5. 各种实验用药物	4	
小计			20	
基本操作技能（70%）	2. 流式细胞术检测人 Th 细胞亚群操作	1. 样本的制备	8	
		2. 上机检测	8	
		3. 结果的判读	8	
		4. 操作姿势（吸管、微量加样器使用等）	10	
		5. 混匀方法（单个试管、整架试管）	6	
		6. 生物安全观念（试验前、中、后）	6	
		7. 操作注意事项提问	6	
	3. 结果判断报告	8. 结果观察方法	6	
		9. 结果判断方法	6	
		10. 结果报告方法	6	
小计			70	
实验结束后工作（10%）	4. 实验后行为习惯	1. 试管消毒处理	4	
		2. 标本处理	2	
		3. 实验台整理	2	
		4. 卫生工作	2	
小计			10	
总　计			100	

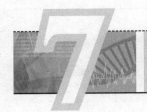

第七单元

其他免疫检验技术

实验二十三　抗中性粒细胞胞浆抗体检测
（免疫荧光抗体技术）

抗中性粒细胞胞浆抗体（anti-neutrophil cytoplasmic antibodies，ANCA）是存在于血液中的一种自身抗体，是指与中性粒细胞及单核细胞胞浆中溶酶体酶发生反应的抗体。当中性粒细胞受抗原刺激后，胞浆中的 α-颗粒释放蛋白酶-3、髓过氧化物酶等物质，刺激机体而产生 ANCA。现已证实该抗体是一组系统性坏死性血管炎的血清标志抗体，对血管炎的诊断、分类、鉴别诊断以及预后评估都具有十分重要的意义。

ANCA 的检测方法有许多种，包括 IIF、RIA、ELISA、Western 印迹法、斑点印迹法及免疫沉淀试验等。首选方法为 IIF，至今仍作为 ANCA 筛检的"金指标"。在用 IIF 法检测 ACNA 的同时进行 ELISA 的检测，将有助于疾病的动态观察；靶抗原 PR3 或 MPO 的分辨将有助于某些特发性坏死性血管炎或坏死性肾小球肾炎的确诊。本文就间接免疫荧光抗体技术检测 ANCA 进行阐述。

【实验目的】

1. 掌握间接免疫荧光抗体技术检测抗中性粒细胞胞浆抗体（ANCA）的实验原理、结果分析。

2. 熟悉间接免疫荧光抗体技术实验操作及临床意义。

3. 了解间接免疫荧光抗体技术实验影响因素。

【实验原理】

ANCA 的检测采用间接免疫荧光法（indirect immunofluorescence，IIF），抗原为乙醇和甲醛固定的中性粒细胞，在与患者待测血清反应后，加入荧光素（FITC）标记的兔抗人 IgG 抗体，最终在荧光显微镜下观察结果。原理如图 23-1 所示。

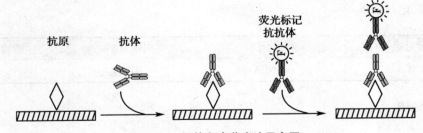

图 23-1　间接免疫荧光法示意图

【实验材料】

1. 中性粒细胞抗原片。

2. 荧光（FITC）标记的兔抗人 IgG 二抗。

3. 阳性对照血清各一份（p-ANCA、c-ANCA）。

4. 阴性对照血清一份。

5. 封片剂。

6. 盖玻片。

7. PBS 洗涤液。

8. 吐温(Tween 20)1 支,每支 2ml。

【实验步骤】

1. 标本的采集处理和保存　待测标本最好是新鲜采集的患者血清或血浆,若当时不检测,可将血清或血浆分离出来,置 2～8℃冷藏保存,一周内检测结果仍然可靠。若标本中有微粒可低速离心后取上清检测。

2. IIF 操作步骤

(1) 准备:取出乙醇/甲醛抗原片,待其恢复至室温后剪开包装。将洗涤用的 PBS 粉剂用蒸馏水溶解至 1L,加入 2ml Tween,混匀后作洗涤和标本稀释用。

(2) 稀释:待测血清用洗涤液作 1:10 稀释。

(3) 加样:在倒扣板的反应孔内分别加入稀释好的待测血清和阴、阳性对照血清,每孔 25μl。注意:加样时避免产生气泡。标记准确。

(4) 孵育:将抗原片盖在倒扣板对应的凹槽里,37℃孵育 30 分钟,确保每个标本均能够与抗原基质相接触,而标本之间不相互接触。

(5) 洗涤:取出抗原片,用 PBS 洗涤液轻轻从一侧将反应液冲洗掉,浸泡至洗片缸内,静置 5 分钟后,再用蒸馏水冲洗 1 次。

(6) 加样:在倒扣板的反应孔内加入 ANCA 荧光二抗,每孔 25μl,加样时避免产生气泡。

(7) 孵育:用纸擦去抗原片周边和反面多余液体后,将抗原片盖在倒扣板对应的凹槽里,37℃孵育 30 分钟,确保每个标本均能够与抗原基质相接触,而标本之间不相互接触。

(8) 洗涤:重复步骤(5)。

(9) 封片:在盖玻片上滴加封片剂。用纸擦干抗原片周边和反面多余液体后,将载片的抗原基质朝下置于准备好的盖玻片上,完成封片。

(10) 结果观察:荧光显微镜下观察结果。

【实验结果】

1. 结果判定　荧光显微镜下可见均匀分布的中性粒细胞,中性粒细胞胞浆呈淡红色,核着暗红色,阴性时中性粒细胞胞浆部分无特异性荧光染色,细胞较暗,有时有一部分粒细胞(嗜酸性粒细胞,嗜碱性粒细胞)出现颗粒荧光。C-ANCA:荧光将胞浆勾划出清晰分叶核轮廓;P-ANCA:荧光集中核周围形成环状,或不规则块状;X-ANCA:表现为弥漫的胞浆荧光。

2. 观察、记录结果

阳性对照	阳性对照	阴性对照	待测标本
c-ANCA	p-ANCA	阴性	

3. 结果报告

标本编号:XXX

检测结果:血清 ANCA 阳性/阴性

荧光染色模型:c-ANCA/p-ANCA/x-ANCA

【参考范围】

正常人血清为:阴性。

【注意事项】

1. 建议在 400 倍镜下观察结果。

2. 冲洗抗原片时,动作要轻柔,防止抗原组织片脱落。

3. 本试验作定性检测,也可以对阳性标本倍比稀释后作半定量检测。

4. 对照血清经检测 HBsAg、抗 HCV 抗体、抗 HIV 抗体均为阴性,但试剂盒的所有组分都应视作潜在传染源小心处理。

5. 由于乙醇固定的基质片上抗核抗体(ANA)阳性血清易表现为 p-ANCA 假阳性,因此应采用多聚甲醛固定,以分辨是否 ANA 与 ANCA 共存。

6. 为提高对疾病诊断的特异性,检测时应注意以下问题

（1）检测 ANCA,一般建议同时做 IIF 初筛和确认实验,以提高 ANCA 的临床应用价值,不做单独初筛或单独确认实验,以免降低对疾病诊断的特异性。

（2）不能仅检测抗 PR3 和 MPO 两种特异性抗体,这样容易限制 ANCA 对疾病诊断的特异性。

（3）用 IIF 检测时,仅使用乙醇固定的粒细胞片,这样不能严格排除 ANA 的干扰,容易出现假阳性。

（4）凡发现细胞核周围型抗体阳性,应用 HEP-2 细胞法测定抗核抗体,借以与抗核抗体周边型相鉴别。

【方法评价】

该方法有较高的敏感性,也能半定量,能区分细胞质荧光染色模型,可用于组织中抗原抗体定位、定性检查。但每次检测时均应设阴性和阳性对照,此外在检测中会与其他抗体如抗核抗体有交叉反应的问题,所以首先要采用标准的技术,以得到可重复的结果。另外需要进一步做特异性抗原的分析,才能有助于临床诊断。

（赵晋英）

目 标 测 试

一、单项选择题

1. 检测 ANCA 的方法中最常用的初筛方法是

    A. 放射免疫法   B. 酶联免疫吸附法   C. 免疫印迹法

    D. 流式细胞术分析法   E. IIF 法

2. 用 IIF 检测 ANCA,荧光显微镜下可见 c-ANCA 荧光模型呈

    A. 荧光集中核周围形成环状   B. 不规则团块状荧光

    C. 弥漫的胞浆荧光   D. 无荧光

    E. 荧光将胞浆勾划出清晰分叶核轮廓

二、思考题

分析用 IIF 测定 ANCA 时,提高对疾病诊断特异性的策略。

实验考核评价指标与评分参考表（100 分）

实验日期：＿＿＿＿＿＿＿＿＿＿＿　　　　评分人：＿＿＿＿＿＿＿＿＿＿＿

考核指标	考核内容	评 分 指 标	标准分值	得分
实验前准备工作（20%）	1. 实验前用物品准备	1. 试剂选择	4	
		2. 器材准备	4	
		3. 待测标本准备	4	
		4. 荧光显微镜准备	4	
		5. 操作人员自我防护准备	4	
小计			20	
基本操作技能（70%）	2. 基本操作	1. 标本的采集处理、保存及稀释	6	
		2. 加样（待测血清,阴性、阳性血清）	10	
		3. 孵育及洗涤	6	
		4. 加样（荧光素标记二抗）	6	
		5. 孵育及洗涤	6	
		6. 封片	6	
		7. 生物安全观念（试验前、中、后）	6	
		8. 操作注意事项提问	6	
	3. 结果判断报告	9. 结果观察方法	6	
		10. 结果判断方法	6	
		11. 结果报告方法	6	
小计			70	
实验结束后工作（10%）	4. 实验后行为习惯	1. 试管消毒处理	4	
		2. 标本处理	2	
		3. 实验台整理	2	
		4. 卫生工作	2	
小计			10	
总　计			100	

实验二十四　过敏原检测(免疫印迹检测人血清特异性 IgE)

本实验采用免疫印迹方法,半定量检测人血清中特异性 IgE 抗体(SIgE),辅助Ⅰ型超敏反应临床诊断。

【实验目的】

1. 掌握免疫印迹法检测人血清特异性 IgE 操作原理、方法及注意事项。

2. 熟悉过敏原检测的临床意义。

【实验原理】

常见过敏原包括吸入性户尘螨、屋尘螨及各类花粉;食入的鸡蛋、牛奶、虾、贝、蟹、芒果、腰果、菠萝以及接触的动物皮屑分泌物等,可以提取主要蛋白制备抗原。

将特异性过敏原吸附于硝酸纤维素膜表面,加入样品,室温孵育。如果标本中含有过敏原特异性的 IgE 抗体(SIgE),将会与膜表面过敏原结合,留在硝酸纤维素膜上。通过洗涤,去除不相关的抗体,再加入标记了生物素的抗人 IgE 抗体室温下孵育,洗涤去除未结合的抗抗体。然后加入碱性磷酸酶标记的链霉亲和素,室温下孵育,链霉亲和素与生物素结合。洗涤,去除未结合的酶标链霉亲和素,加入 BCIP/NBT 酶作用底物并孵育后,碱性磷酸酶发生特定的酶显色反应,试剂条上出现沉淀。颜色深浅与血清中 SIgE 抗体含量呈正比。待试剂条干燥后,基于数字成像分析系统,通过 CCD 照相,软件评估条带颜色深浅,半定量检测人血清 SIgE。

【实验材料】

1. 包被有过敏原和生物素标记的牛血清蛋白(阳性质控,位于每条试剂条的最上端)的硝酸纤维素膜。

2. 标记有生物素的抗人 IgE 抗体。

3. 酶标链霉亲和素、连接有碱性磷酸酯酶的链霉亲和素。

4. 待测血清　可以不加温灭活,应避免使用反复冻融、溶血及被污染的标本。

5. 其他材料　生理盐水、器材试管、移液器、免疫印迹数字成像分析系统、过敏原检测仪等。

【实验步骤】

1. 操作步骤　见图 24-1。

2. 操作方法

(1) 试验准备:洗涤液可采用试剂盒洗脱液原液,用蒸馏水按比例稀释或采用 0.05% Tween 的生理盐水替代。操作前 20 分钟,取出冰箱里的试验材料,室温平衡。

(2) 初次孵育:用清洗液湿润硝酸纤维素膜,加入 200~250μl 待测样品,在混匀器(30 振/分)上室温孵育 45 分钟。注意不同样品需更换加样器头。

(3) 冲洗:手持反应槽上下翻转让清洗液充分流过,轻晃会增加效果。

(4) 二次孵育:在反应槽中加入 250μl 标记有生物素的抗人 IgG 抗体(抗抗体),仍放在混匀器上室温孵育 45 分钟。

(5) 冲洗:重复(3)。

(6) 第三次孵育:加 250μl 酶标链霉素亲和素,在混匀器上室温孵育 20 分钟。

(7) 冲洗:重复(3)。

(8) 第四次孵育:加入 250μl 底物于反应槽内,混匀器上室温孵育 20 分钟后,流水冲洗试剂条发生酶变色反应。当蓝紫色的背景消失时说明试剂条已完全干燥,再进行读数。

【实验结果】

每种过敏原试剂条上颜色深浅同患者血清中的特异性 IgE 抗体含量呈正比。将带检测条的

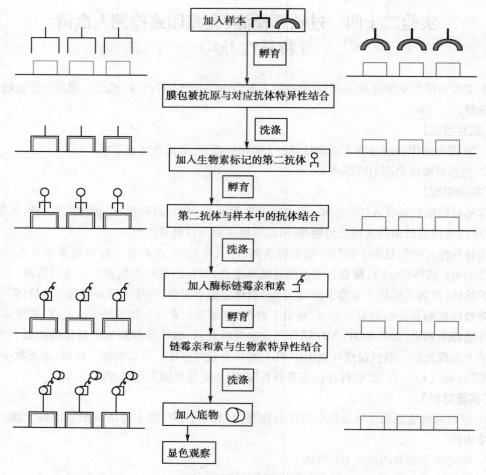

图 24-1 免疫印迹检测过敏原基本步骤图

反应槽插入过敏原检测仪,量化分析 0~6 级,分级与含量间的换算关系可以查表 24-1,结果以不小于 1 级为阳性。实验结果阳性,支持过敏性疾病的诊断。

【参考范围】

非致敏状态人群特异性 IgE 抗体可以忽略,正常人参考值应为 0,但临床上通常把 Cutoff 值定在 0.35U/ml,即正常人的参考范围为 0~0.35U/ml。实际操作时可以选取 30 份无致敏病史和皮试阴性的正常人血清,检测确证。最终临床诊断需综合病史及其他实验室检测结果,阳性分值越高,相应过敏原与临床相关性越强。

表 24-1 过敏原检测分级

结果	分级	SIgE 含量
<0.35U/ml	0	无
0.35~0.70U/ml	1	低
0.70~3.5U/ml	2	增加
3.5~17.5U/ml	3	显著增加
17.5~50U/ml	4	高
50~100U/ml	5	较高
>100U/ml	6	极高

【临床意义】

实验室检测结果是过敏性疾病确诊的重要参考。SIgE 测定是体外检测变应原的重要手段，主要辅助 I 型超敏反应的诊断。根据 SIgE 含量可确定患者变应原种类，评价患者过敏状态、脱敏治疗的疗效，对过敏性疾病的诊断和鉴别诊断有重要帮助。

本实验以特定的过敏原条带显色，阳性患者不一定都会伴有相关的临床症状，可能只处于致敏状态；或者是不同过敏原相同或相似抗原决定簇发生交叉反应所致。SIgE 水平低或检测不到，但临床症状明显，多见于食物过敏。可能与食物变应原在加工、消化过程中发生变化；或者包被抗原组分与患者过敏原组分不同。假阳性试验结果会导致患者不适当的禁食，而假阴性试验结果会导致食物过敏患者发生不同程度的过敏性反应。

临床实践中常一同检测 tIgE，在硝化纤维素膜上标记单克隆抗人 IgE 抗体，它可与患者血清中游离的 IgE 结合。结果以 <100kU/L，100～200kU/L，200kU/L 表示，以不小于 100kU/L 为阳性。tIgE 和 SIgE 没有必然的相关性，仅供参考。

【注意事项】

1. 使用前所有试剂及反应槽都应先恢复到室温（20～22℃）。

2. 试剂在使用前必须充分混匀，包装损坏或出现漏液的试剂，则不再使用。

3. 加样须准确，严格地遵守孵育时间、温度和规范性地冲洗检测条。

4. 底物显色反应时，温度每升高 1℃，反应时间应相应减少 30 秒。

5. 实验中应尽量避光，建议遮盖反应槽以避免蒸发损耗，底物孵育必须在暗箱中操作，以避免底物自动显色。

6. 检测板都设有阳性对照，用于质控，分级值须>2.5，否则实验无效。

7. 在检测血清样本时，可能有传染性，操作时应采取相关防范措施。

8. 用叠氮钠防腐，应避免接触皮肤和黏膜，同时避免与铜或铅的容器接触，以免发生爆炸。

9. 每次实验完毕，妥善处置各种废物。

【方法评价】

相对传统的免疫印迹操作，现代检测趋于标准化和自动化，目前广泛应用于过敏性疾病的临床检测。

分级测试结果可以用于判断患者对某一过敏原的过敏程度，但在选择免疫治疗的初始剂量时不应单独考虑 SIgE 的水平，应在进行免疫治疗前使用免疫治疗用的过敏原提取物行皮肤点刺试验，确定患者的耐受程度。

（莫　非）

目 标 测 试

一、单项选择题

1. 下列不可用于检测血清 IgE 的是

    A. 免疫印迹法　　　　　　B. 酶联免疫吸附试验　　　　　　C. 化学发光法

    D. 直接凝集　　　　　　　E. RAST

2. 患者女，9 岁，每年春天出现鼻痒、喷嚏现象，今晨就诊，为明确过敏原，下列检查首选

    A. 血清 tIgE 检测　　　　　B. 吸入性过敏原 SIgE 检测　　　　　C. 鼻腔镜检查

    D. 鼻腔分泌物培养　　　　E. 食入性过敏原 SIgE 检测

二、思考题

1. 查阅资料，讨论目前过敏原检测还有哪些方法？各自特点？

2. 结合本次实验说明免疫印迹操作原理及注意事项。

3. 简述生物素-亲和素系统放大机制。

实验考核评价指标与评分参考表（100 分）

实验日期：_____　　评分人：_____

考核指标	考核内容	评 分 指 标	标准分值	得分
实验前准备工作（20%）	1. 实验准备	1. 试剂配制（洗涤液、稀释液）	5	
		2. 器材准备（材料是否齐备、是否室温平衡）	5	
		3. 实验理解（目的、原理、方案）	10	
小计			20	
基本操作技能（70%）	2. 免疫印迹操作	1. 移液器的使用	8	
		2. 生物安全意识（操作防护意识）	6	
		3. 加样（样品的存储、枪头的更换）	6	
		4. 仪器操作（准确与熟练程度）	6	
		5. 试验流程（操作规范与时间控制）	10	
		6. 洗涤操作	6	
		7. 操作注意事项提问	6	
	3. 结果报告	8. 读数操作（是否干燥、仪器操作）	6	
		9. 结果报告	6	
		10. 结果分析	10	
小计			70	
实验结束后工作（10%）	4. 实验后行为习惯	1. 试管消毒处理	4	
		2. 标本处理	2	
		3. 实验台整理	2	
		4. 卫生工作	2	
小计			10	
总　计			100	

实验二十五 优生优育抗体检测(弓形虫、巨细胞病毒 IgM/IgG 抗体检测)

优生优育全套的检测主要是指检测一些可以通过胎盘进行垂直传播,造成胎儿宫内感染,导致流产、死胎、胎儿畸形等严重后果的病毒性疾病,临床又称为 TORCH 全套:其中 T(toxopasma)是弓形虫,R(rubella virus)是风疹病毒,C(cytomegalo virus)是巨细胞病毒,H(herpes virus)是单纯疱疹病毒 I / II 型。

一、弓形虫 IgM 抗体的检测(ELISA-IgM 捕获法)

【实验目的】

1. 掌握 ELISA-捕获法检测弓形虫 IgM 抗体的实验原理、方法、操作步骤、结果观察。

2. 熟悉弓形虫 IgM 抗体检测的临床意义。

【实验原理】

将鼠抗人 IgM(抗 μ 链)单克隆抗体连接到固相载体上,当待测血清中含有弓形虫 IgM 抗体时,与固相表面的抗 IgM 抗体结合,再加入辣根过氧化物酶标记的弓形虫特异性抗原,则会形成固相抗 IgM 抗体-IgM-酶标抗原复合物,加入酶作用的底物,酶催化底物转变为有色产物,根据颜色变化进行结果的判断。

【实验材料】

1. 试剂 抗 μ 链反应板,酶结合物(HRP 标记弓形虫抗原),阴性对照、阳性对照,浓缩洗涤液,底物 A,底物 B,终止液。

2. 待测血清。

3. 其他材料 酶标仪、恒温培养箱,微量加样器、Tip 头、封板膜、振荡器、废物杯、84 消毒液等。

【实验步骤】

1. 在酶标反应孔中加入 20μl 待测血清,同时设空白对照、阴性对照和阳性对照各 1 孔。

2. 除空白对照孔外,每孔加入酶结合物 100μl,在反应板上加盖封板膜,振荡混匀,置 37℃ 恒温培养箱中,温育 60 分钟。

3. 将孔内液体甩干,加稀释后的洗涤液注满各孔,静置 15 秒,甩干液体,如此洗反复洗涤 5 遍,最后一次拍干反应板。

4. 每孔加显色剂 A、B 各 1 滴,加盖封板膜,振荡混匀,37℃ 温箱温育 15 分钟,肉眼观察结果。

5. 每孔加入终止液 50μl(包括各种对照孔),振荡混匀终止反应。

6. 用空白对照调零,立即用酶标仪(波长 450nm)测定各孔吸光度值。

【实验结果】

1. 结果判断方法

(1) 肉眼观察:阳性对照显蓝色,阴性对照无色,待测血清孔内出现蓝色为阳性,无色为阴性。

(2) 酶标仪测定:①先计算临界值:临界值＝0.10＋阴性对照 OD 平均值(若≥0.05 按 0.05 计);②若测定标本 OD 值≥临界值,则为阳性,若测定标本 OD 值≤临界值,则为阴性。

2. 结果报告 根据以上结果判断方法直接报 TOX-IgM:阳性或 TOX-IgM:阴性。

【参考范围】

正常人为阴性。

【临床意义】

孕妇若感染弓形虫可通过胎盘感染胎儿,直接影响胎儿发育,致畸严重,影响优生,甚至造成流产、死胎。孕期妇女血清中的弓形虫 IgM 抗体阳性,表示近期有感染,通常孕期感染越早对胎儿危害越大。新生儿血清、羊水穿刺液或脐带血中检测出弓形虫的特异性 IgM 类抗体,为新生儿或胎儿宫内感染指征。

【注意事项】

1. 所有试剂均应置4℃环境中保存,在有效期内使用,临用前置室温平衡30分钟后使用。

2. 不同批号试剂不能混用,各试剂使用前摇匀,封板膜不能重复使用。

3. 将浓缩洗涤液用蒸馏水或去离子水稀释20倍备用。

4. 检测标本尽量避免反复冻融,溶血或被细菌污染,否则可能影响检测结果。

5. 洗涤一定要彻底,洗涤液要注满各孔,并且不能溢出,以防交叉污染。

6. 所有标本、废液和阴、阳性对照均按传染性污染物处理,高压蒸汽灭菌30分钟或用84消毒液处理后废弃。

7. 若用酶标仪测定,阳性对照OD值不低于1.0,阴性对照OD值不高于0.1时,结果方有效,否则应重新进行试验。

【方法评价】

1. 方法应用　常用于弓形虫感染的早期诊断。

2. 方法评价　ELISA-捕获法是测定IgM最常用的方法,操作简便、试剂稳定,具有较高的敏感性和特异性,在临床上有广泛的应用。

二、巨细胞病毒 IgG 的检测(ELISA-间接法)

【实验目的】

1. 掌握ELISA-间接法检测巨细胞病毒IgG的实验原理、方法、操作步骤、结果观察。

2. 熟悉巨细胞病毒IgG检测的临床意义。

【实验原理】

将巨细胞病毒抗原包被在酶标反应板上,加入待测血清,若待测血清中含有抗巨细胞病毒的IgG抗体,两者结合形成固相抗原抗体复合物,再加入HRP标记的抗人IgG,则会形成固相抗原-IgG-抗IgG-HRP复合物,加入酶作用的底物,酶催化底物转变为有色产物,根据颜色的变化进行定性分析。

【实验材料】

1. 试剂　巨细胞病毒重组抗原反应板,酶结合物(HRP标记抗人IgG),阴性对照血清、阳性对照血清,浓缩洗涤液,底物A,底物B。

2. 待测血清。

3. 其他材料　酶标仪、恒温箱、微量加样器、Tip头、封板膜、振荡器、废物杯、84消毒液等。

【实验步骤】

1. 在酶标反应孔中加入50μl待测血清,同时设空白对照孔,阴性对照和阳性对照孔。

2. 每孔加入酶结合物100μl,加盖封板膜,振荡混匀,置37℃温箱中,温育30分钟。

3. 弃去孔内液体,加稀释后的洗涤液注满各孔,静置15秒钟,甩干液体,如此反复洗涤5遍,最后一次拍干反应板。

4. 每孔加显色剂A、B各1滴,加盖封板膜,振荡混匀,37℃温箱中温育15分钟,肉眼观察结果。

5. 每孔加入终止液50μl(包括各种对照孔),振荡混匀终止反应。

6. 用空白对照调零,立即用酶标仪测定(波长450nm)各孔吸光度值。

【实验结果】

1. 结果判断方法

(1)肉眼观察:阳性对照显蓝色,阴性对照无色,待测血清孔内出现蓝色为阳性,无色为阴性。

(2)酶标仪测定:①先计算临界值:临界值=0.10+阴性对照OD平均值(若≤0.05按0.05计);②若测定标本OD值≥临界值,则为阳性,若测定标本OD值≤临界值,则为阴性。

2. 结果报告　根据以上结果判断方法报CMV-IgG:阳性或CMV-IgG:阴性。

【参考范围】

正常人为阴性。

【临床意义】

1. 单份血清 CMV-IgG 阳性说明既往感染,常用于流行病学调查。

2. 若双份血清 CMV-IgG 含量有 4 倍以上增高,临床可诊断为近期巨细胞病毒感染。

【注意事项】

1. 所有试剂均应置 4℃ 环境中保存,在有效期内使用,临用前置室温平衡 30 分钟后使用。

2. 不同批号试剂不能混用,各试剂用前摇匀,封板膜不能重复使用。

3. 将浓缩洗涤液临用前用蒸馏水或去离子水稀释 20 倍备用。

4. 标本溶血、高脂血症、高胆红素血症、被检血清被细菌污染以及 RF 阳性时,都会影响本试验的结果。

5. 洗涤一定要彻底,洗涤液要注满各孔,并且不能溢出,以防各孔之间交叉污染。

6. 所有标本,废液,阴、阳性对照均按传染性污染物处理,高压蒸汽灭菌 30 分钟或用 84 消毒液处理后废弃。

7. 若用酶标仪测定,阳性对照 OD 值不低于 1.0,阴性对照 OD 值不高于 0.1 时,结果方有效,否则应重复进行试验。

【方法评价】

1. 方法应用 常用于巨细胞病毒感染的诊断及流行病学调查。

2. 方法评价 间接法是检测 IgG 最为常用的方法,操作简便、试剂稳定,具有较高的敏感性和特异性。

(周秀萍)

目 标 测 试

一、单项选择题

1. 最常用于检测血清中 IgG 的 ELISA 技术类型是
   A. 双抗原夹心法　　　　　　B. 竞争法　　　　　　C. 捕获法
   D. 间接法　　　　　　　　　E. 双抗体夹心法

2. 测定 IgM 类抗弓形虫抗体时,用于包被的物质是
   A. IgM　　　B. 抗 IgM　　　C. 弓形虫抗原　　　D. IgG　　　E. 抗 IgG

3. 下列哪种病原微生物一般不引起先天性或宫内感染
   A. 风疹病毒　　　　　　　　B. 巨细胞病毒　　　　C. 弓形虫
   D. 单纯疱疹病毒　　　　　　E. 流感病毒

4. 下列实验结果不能判断近期感染的是
   A. 单份血清 IgM 阳性
   B. 单份血清 IgG 阳性
   C. 双份血清 IgG 含量有 4 倍以上增高
   D. 双份血清 IgM 阳性,但含量变化不超过 4 倍
   E. 双份血清 IgM 含量有 4 倍以上增高

5. 最常用于检测血清中 IgM 的 ELISA 技术类型是
   A. 双抗原夹心法　　　　　　B. 竞争法　　　　　　C. 捕获法
   D. 间接法　　　　　　　　　E. 双抗体夹心法

二、思考题

1. 在分析 TORCH 的检测结果时应注意什么问题?

2. 简述 ELISA-捕获法检测弓形虫 IgM 的基本原理。

实验考核评价指标与评分参考表（100 分）

实验日期：＿＿＿＿＿＿＿＿＿＿＿＿＿＿＿　　评分人：＿＿＿＿＿＿＿＿＿＿

考核指标	考核内容	评 分 指 标	标准分值	得分
实验前准备工作（20%）	1. 实验前用物品准备	1. 试剂盒的清点，阅读说明书	5	
		2. 试剂是否置室温 30 分钟，并且摇匀	2	
		3. 器材准备（水浴箱、酶标仪、微量加样器等）	4	
		4. 洗涤液的配制	4	
		5. 待测血清是否合格判断、编号	5	
小计			20	
基本操作技能（70%）	2. ELISA 实验操作	1. 对照设计	4	
		2. 加样本及试剂	6	
		3. 操作步骤正确	10	
		4. 操作姿势正确（坐姿，微量加样器的使用）	5	
		5. 洗涤方法	10	
		6. 生物安全观念（实验前、中、后）	5	
		7. 操作注意事项提问	5	
	3. 结果判断报告	8. 结果观察方法	5	
		9. 结果判断方法	10	
		10. 结果报告方法	10	
小计			70	
实验结束后工作（10%）	4. 实验结束后行为习惯	1. 器材（反应板、Tip 头）消毒处理、收捡	3	
		2. 标本处理	3	
		3. 实验台整理	2	
		4. 卫生工作	2	
小计			10	
总　计			100	

第八单元

免疫检验仪器分析技术

实验二十六　酶标仪检测技术

【实验目的】

1. 掌握酶联免疫分析仪的基本原理及其质量控制。

2. 熟悉全自动酶标仪的操作流程。

3. 了解全自动酶标仪的基本构造、常见故障排除和仪器保养等方面的知识。

【实验原理】

酶联免疫分析仪的基本原理是在已包被有抗原或抗体的固相载体中加入待检样品,使其发生抗原抗体特异性反应,再加入酶标记的抗原或抗体与免疫复合物结合,最后加入酶作用底物,根据酶催化底物反应产生的颜色深浅,测其吸光度值,从而判断待检样品中抗原或抗体的含量。

【设备结构性能】

1. 基本结构　酶标仪(Microplate Reader)即酶联免疫分析仪,是酶联免疫吸附试验(ELISA)的专用仪器,是基于 ELISA 原理而设计的自动分析系统,其核心是一个比色计,即用比色法来分析抗原或抗体的含量。ELISA 测定一般要求测试液的最终体积在 250μl 以下,用一般光电比色计无法完成测试,因此对酶标仪中的光电比色计有特殊要求。其基本内容包括加样、加试剂、孵育、洗涤及读板等全套操作流程以及定性、定量检测和室内质控等统计分析软件。

2. 基本性能　酶标仪针对固相载体形式的不同,各有特制的适用于板、珠和小试管的设计。许多试剂公司配套供应酶标仪。酶标仪的主要性能指标有:测读速度、读数的准确性、重复性、精确度和可测范围、线性等。优良的酶标仪的读数一般可精确到 0.001,准确性为 ±1%,重复性达 0.5%。

本实验以 Triturus 自动酶免疫分析仪为例,学习自动酶联免疫分析仪基本构造、操作流程、维修保养等方面知识。

【基本操作】

1. 标本处理及其要求　常规静脉采血约 2ml,不抗凝,置普通试管或采用含分离胶的真空采血管中。待测标本如不能即时测定,需置普通冰箱中(2～8℃)保存,较长时间保存需分离血清并存放于低温冰箱(−20℃)内。血清标本需避免反复冻融。

2. 操作步骤　酶联免疫分析系统基本操作流程如图 26-1 所示。

3. 具体操作方法

(1) 开机:先打开电源,再打开电脑,点击 Triturus 程序图标,系统初始化。

(2) 设置参数:参数设置内容主要包括:

1) 公用试剂设置:点击 Programming,点击显示列表中的 Common Reagent,根据具体项目的说明书,编辑或删除稀释液、洗涤液、酶标板、酶结合物、显色底物和终止液等,或编辑洗涤方式。

2) 设置洗涤液:点击 Programming,在显示列表中,依据试剂说明书编辑洗涤液类型;选择相应的稀释液、洗涤液、酶标板、酶结合物、显色底物和终止液等。

3) 设置工作程序:点击 Programming,在显示列表中,输入项目名称并根据试剂说明书选择

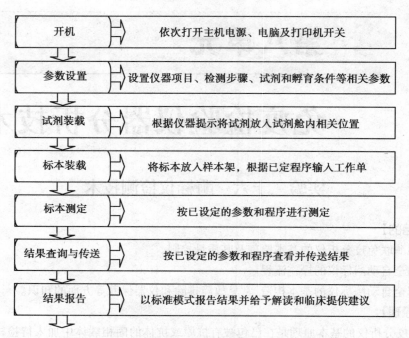

图 26-1 酶联免疫分析仪基本操作流程示意图

相应的稀释液、酶标板、试剂和样本加样方式、洗涤方式和次数等;输入是否设置空白孔,若需设置空白孔,则需输入加样量和复孔数;编辑具体检测步骤、加样量、孵育时间及比色波长等。若为定性试验,输入 Cutoff 值计算公式,若为定量试验则输入标准品各点、设置灰区范围,输入仪器确认结果的条件及外部质控的名称等。

4）组合设置:点击 Programming,在显示的列表中设置组合名称、选择组合项目。

（3）装载试剂:根据对话框提示将试剂、稀释液、阴阳性对照以及加样吸头等放在相应的位置。

（4）装载标本及测定:标本测定步骤如下。

1）确认样品无溶血及纤维丝且有足够量后,按样品盘上所标位置依次放入,并放在仪器样本位置,转动样本盘听到"咔"一声后,确认样品盘已准确就位。

2）点击 Run,在对话框中输入检测样品数、起始样品号,确认各样品号无误后,双击 Tests and Profiles Menu 选取相应程序,在工作单的相应项目上点击右键,选取所需检测的样品号,点击 Next 进行操作。

3）根据显示屏提示,选取相应数量微孔条放入微孔板中,将微孔板卡入板架,先测的板放在最下面依次递加(一次最多放 4 块),再将板架放在微孔板托架上。注意微孔条两端和中央都要压下、卡紧,以免板条不平,洗板时造成划板或局部洗不干净。

4）根据提示,检查洗涤液是否够量及废液桶是否有足够空间。

5）待样品、试剂等全部准备好后,按 Next→Run,软件自动编辑,进行时间优化管理,最后显示每项试验每个步骤所用的时间及整个流程的时间。

（5）结果查询:点击 Results 图标,选择项目按 Test Information 确认结果,也可根据屏幕上显示的结果一览表手工记录结果。

（6）结果报告:以软件显色而定,不过所有结果在发出报告前,需结合临床及有关检查结果综合分析,必要时应与临床联系。

4. 质量控制

（1）编辑外部质控:点击 QC Control 选择 Protocols,在显示的列表中点击 New 或 Edit 选项,出现带有 3 个标贴的窗口:在 Heading 输入质控模块的名称和描述;在 External Controls 编制外部质控的名称,以及多份情况下的最大 CV 值要求;在 Multitudes 窗口使编制的统计规则应用于外部质控。

（2）质控的检测:在工作单上,选择放置外部质控样品位置,点击鼠标右键,从弹出的清单中选定"外部质控"选项。程序显示构建外部质控的窗口,从列表中选取相对应的质控,并输入批号和有效日期。

（3）质控结果分析:在质控测定完成后,利用 Test information 测试信息窗口中的质控键进入质控结果的窗口,也可在 QC Control 栏中 Report 处选择相应项目、日期和质控图型类别,打印结果。

【维护与保养】

1. 常规保养

（1）运行洗板程序,观察洗板针是否通畅。

（2）检查样品盘及样品盘下面的圆板、试剂盒、清洗探针的位置,同时也要检查洗板位及洗板头有无漏液。若有,必须仔细擦干漏出来的液体;若再次发现有渗漏时,需立即通知相关技术人员进行检查维修。

（3）检查试剂架摆放加样头的小孔内壁是否干净,可用棉签蘸75%乙醇擦洗。

（4）每批试验完成后,需冲洗管路、排空废液。观察注射器有无漏水或盐渍,如发现大量漏水,立即关机并切断电源,并与厂商联系。

（5）做好仪器外部的清洁。

2. 每日保养

（1）检查容器及其盖子、与容器相连的管子、孵育器表面,清洗处及板子和盖子的存放处、洗板头、样品盘、样品区及加样平台等有无微生物生长。通过系统的清洁来避免微生物生长。

（2）用软布来清洁样品盘、加样平台、样品盘底座、试剂盖、孵育器、洗板位、洗板头、读板架及存放板盖和板架的位置,盖子和板架也应保持清洁。

（3）传感器保护膜用镜头纸擦净。

（4）每日做一次"手工清洗加样针"（manual probe washing）,用棉球蘸75%乙醇擦洗针头和白色绝缘体。

（5）光度仪处于孵育器的底部,为音叉形状,叉的中间为读板位置,用75%乙醇非常小心地清洁叉形物的下表面。

（6）关机后,打开蒸馏水瓶盖,使管道内压力与大气压平衡,并取出放废弃吸头的水槽,洗净消毒。

3. 每周保养

（1）清洗试剂针:配置1%次氯酸钠1L,单独编辑一个加样程序,编辑时使用 FIX NEEDLE 加样,加样量用100μl,在 RELICATES 中输入3~8的重复次数。用10个试管分别加入次氯酸钠2ml,用次氯酸钠代替 NaCl 溶液放入 PRIMING SOLUTION 的溶液瓶中,运行该加样程序。最后换回盐水的瓶子,运行 PEIME 和 RINSE。

（2）液路消毒:在"Others"菜单中选择"Decontamination（消毒）",按下列步骤操作:①在蒸馏水容器位换用一个盛有0.5%的次氯酸钠容器,按 ENTER 继续;②系统将自动用次氯酸钠注满整个液路并保存15分钟;③换加蒸馏水瓶,按 ENTER 继续,系统将自动用蒸馏水漂洗液路。

（3）容器消毒:用0.5%次氯酸钠消毒各容器,并保存15分钟。然后用蒸馏水漂洗,风干。

（4）注意事项:如遇液体溅到仪器上,应该立刻擦掉并消毒之:用吸水纸擦干表面→用蘸有75%乙醇的布清洁表面→让酒精溶液保留在表面10分钟→用蘸有蒸馏水的布擦洗表面。

【注意事项】

酶标仪的功能是用来读取酶联免疫试剂盒的反应结果,因此要得到准确结果,试剂盒的使用必须规范。许多医院在使用酶标仪之前是通过目测判断结果,操作过程随意性较大,在使用酶标仪后如果不能及时纠正操作习惯,会造成较大误差。在酶标仪的操作过程中应注意以下事项。

1. 标本 标本严重脂浊或溶血、污染或纤维丝等,均会导致假阳性结果,因此,要求标本应新鲜,需充分离心分离血清。

2. 洗涤 洗涤是酶联免疫吸附试验的重要环节,同时也是误差的主要来源之一。如每个测试孔洗涤程度不均一,会带来空间差异,影响检测结果的准确性;洗涤不彻底也易导致本底升高,因此,要求保证洗涤孔通畅,洗涤程序设置合理。

3. 抗原抗体比例 只有在抗原抗体比例合适的范围内,显色深浅才与所形成的复合物量成比例,否则将出现"钩状效应",导致测定结果比实际结果偏低。

4. 反应条件 反应液 pH 6.5～8.5 时抗原抗体亲和力大,否则不易形成免疫复合物;电解质的性质和强度也会影响复合物的形成和稳定性。

5. 测定波长 不同的酶催化底物显色后所用比色波长不同,故应严格按照试剂说明书要求选择波长。如辣根过氧化物酶有两个常用显色底物,分别是邻苯二胺(OPD)和四甲基联苯胺(TMB),经酶催化后溶液的最大吸收波长分别是 492nm 和 450nm。因此,选择不同参数时需根据底物不同选择最佳测定波长。此外,需要双波长测定时,一般选用 630nm 作为参考波长。

6. 酶标仪工作环境 不应安置在阳光或强光照射下,操作时室温宜在 15～30℃,使用前先预热仪器 15～30 分钟,使测读结果更稳定。

7. 质量控制 每批实验均需进行室内质控以保证结果准确可靠。

【简易故障排除】

Triturus 自动酶联免疫分析仪经常会出现机械臂故障,如抓板位置不对、板或板盖无法正常放下等,可在所显示的故障对话框中选择手动操作,打开仪器舱门,手工移动酶标板架,取下板或板盖放入对话框所提示位置即可。

【酶标仪的应用】

酶标仪是对酶联免疫检测实验结果进行读取和分析的专业仪器。酶联免疫反应通过偶联在抗原或抗体上的酶催化显色底物进行,反应结果以颜色显示,通过显色的深浅即吸光度值的大小就可以判断标本中待测抗体或抗原的浓度。

酶标仪广泛地应用在临床检验、生物学研究、农业科学、食品和环境科学中,特别在近几年中,由于大量的酶联免疫检测试剂盒的应用,使得酶标仪在生殖保健领域中的应用越来越广泛,同时促进了生殖健康技术水平的提高(表 26-1)。

表 26-1 酶标仪在临床方面的应用范围

分类	项目名称	简 称
血液学检验	血小板相关抗体的检验	PAIgA、PAIgG、PAIgM
	D-二聚体的测定	D-Dimer
	血清纤维蛋白降解产物的测定	FDP
	三碘甲腺原氨酸、四碘甲腺原氨酸测定	T_3、T_4
免疫学检验	C 反应蛋白的测定	CRP
	免疫球蛋白的测定	IgD、IgE
	循环免疫复合物的测定	CIC
	类风湿因子的测定	IgG、IgA、IgM 类 RF
	抗甲状腺球蛋白、微粒体抗体的测定	TG、TM

续表

分类	项目名称	简　称
肿瘤免疫学检测	甲胎蛋白的测定	AFP
	癌胚抗原的测定	CEA
	前列腺特异抗原的测定	PSA
	胰癌、胆道癌、胃癌的测定	CA19-9
	卵巢癌的测定	CA125
	乳腺癌的测定	CA15-3
	宫颈鳞癌的测定	SCC
	甲状腺癌的测定	hTG
	多发性骨髓癌的测定	
传染病免疫学检验	甲肝血清学的检测	抗 HAV-IgM
	乙肝血清学的检测	两对半
	丙肝血清学的检测	抗 HAV-IgG、抗 HCV-IgM
	丁肝血清学的检测	抗 HDV-IgG、抗 HDV-IgM
	戊肝血清学的检测	抗 HEV-IgG
	肾病综合征出血热类抗体的检测	HFRS-IgG
	乙型脑炎病毒抗体的检测	IgM
	人类免疫缺陷病毒抗体的检测	HIV、β_2M
优生优育功能检测	弓形虫(体)病毒的检测	TOXO
	风疹病毒的检测	RV
	巨细胞病毒的检测	CMV
	单纯疱疹病毒的检测	抗 HSV（Ⅰ、Ⅱ）

　　目前国内许多计生站系统开展了酶免检测项目，如：乙肝五项、艾滋病检测、优生优育系列检测、激素检测等。过去多数采用目测方法，报出的结果缺乏科学的依据。例如：某弓形虫检测试剂盒中，临界值规定为：阴性对照品的 O.D 值×2.5，通过目测无法判断标本孔的反应颜色是否超过临界值。肉眼进行两孔之间的颜色比较可能还行，但比较一孔的颜色是否超过另一孔颜色的 2.5 倍就不可能。

（李　睿）

目 标 测 试

思考题

1. 简述全自动酶免疫分析仪的构造及操作流程。
2. 简述酶免疫分析系统的影响因素和克服影响因素的措施。
3. 酶免疫分析系统可以检测哪些项目？有何临床意义？

实验考核评价指标与评分参考表（100 分）

实验日期：_____　　　　评分人：_____

考核指标	考核内容	评 分 指 标	标准分值	得分
实验前准备工作（20%）	1. 实验前用物品准备	1. 试剂选择	5	
		2. 器材准备	5	
		3. 血清	5	
		4. 反应板	5	
	小计		20	
基本操作技能（70%）	2. 酶标仪检测操作	1. 开机　先打开电源	6	
		2. 设置参数	6	
		3. 装载试剂	6	
		4. 装载标本及测定	6	
		5. 结果查询	10	
		6. 结果报告	6	
	3. 结果判断报告	7. 结果观察方法	10	
		8. 结果判断方法	10	
		9. 结果报告方法	10	
	小计		70	
实验结束后工作（10%）	4. 实验结束后行为习惯	1. 处理试剂盒	4	
		2. 标本处理	2	
		3. 实验台整理	2	
		4. 卫生工作	2	
	小计		10	
总　计			100	

实验二十七 洗板机应用技术

【实验目的】

1. 掌握洗板机的基本工作原理、操作方法及注意事项。

2. 掌握洗板机的维护与保养。

3. 学会洗板机的常见故障与维修处理。

【实验原理】

自动洗板机一般用双头真空/压力泵作真空压力源,在管路上还设 K-电磁阀,以实现自动吸液、注液功能。微孔板驱动单元完成走板功能,以实现微孔板的逐排冲洗。清洗头升降单元则在吸液过程中,将清洗头降入到微孔板的适当位置,吸干液体,然后升高。

【设备结构性能】

1. 基本结构 见图 27-1。

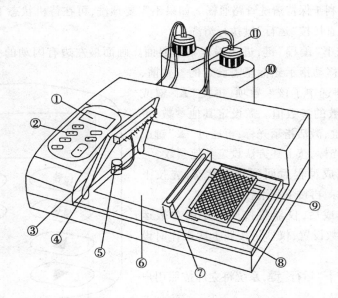

①显示面板；②键盘；③盖板；④清洗头；⑤电磁阀；⑥滑道；

⑦预洗槽；⑧酶标板托盘；⑨酶标板；⑩废液瓶；⑪洗液瓶

图 27-1 ST-36W 型洗板机外观示意图

2. 基本性能 ST-36W 型洗板机可洗涤"8 孔×12 条"或"12 孔×8 条"两种规格的 96 孔酶标板,也可洗涤"12 孔×4 条"规格的 48 孔酶标板,并具备"条洗"和"板洗"功能。清洗次数可根据用户需要在 1～10 范围内任意设定,洗涤液量亦可在 50～450μl 任意设定。

【基本操作】

1. 开机操作

(1) 开机前准备工作:拔掉废液瓶口的塞子(接有与洗板机相连的废液管),倒掉废液瓶的废液,再把塞子安紧在废液瓶口上。注意不要让废液管拧紧,以保证废液管的通畅。拧开洗液瓶的盖子(接有与洗板机相连的洗液管),倒进新配的洗液。拧紧盖子,注意不要让洗液管拧紧,以保证洗液管的通畅。保证待洗反应板所有的孔处于同一水平位置,以免孔边缘过高碰到洗板机的吸液针。

(2) 开机:打开仪器电源开关,仪器显示:

ST-36W 洗板机

仪器初始化结束后,仪器显示

就绪 当前程序 #x 请选择功能键

"x"处显示的数字(范围在1~15)表示当前准备就绪的是第几号程序。此时仪器正处于待机状态,用户可进行下一步操作。

(3) 预洗:在待机状态下,使预洗槽处于清洗头下方,按下"预洗/返回"键,清洗头抬起,电磁阀打开,洗液进入预洗槽。清洗头将对预洗槽洗涤3次,清洗容量为400μl,但清洗时没有暂停和浸泡步骤。

提示:预洗有利于保持清洗管路通畅。如果不需要预洗,可在待机状态下直接按"编程"键进入编程步骤,或直接按"运行"键执行清洗。

(4) 编程:按下"编程"键,进入编程菜单界面。画面最左边有闪动的指示光标"→",按"▲"键或"▼"键移动指示光标至需设定的参数前,按下"确定"键,即选中了该参数项,再按"▲"键或"▼"键设定该参数的参数值。需设定其他参数,可再次按下"编程"键,激活指示光标;再通过"▲"键或"▼"键移动指示光标,按上述方法设定其他参数。

提示:想在完成编程后回到待机状态,先按下"编程"键激活光标,再按下"预洗/返回"键。

注意:编程完成后,仪器将按照设定的参数运行;如果不进行参数设置,仪器将按照上次操作时设定的参数运行。

(5) 运行:按下"运行"键,系统将立即按照用户设定的程序执行。

提示:仪器停止运行两分钟后,仪器将自动关闭气泵。

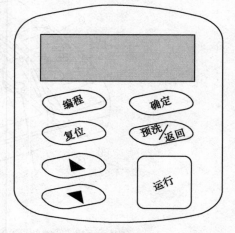

图 27-2　ST-36W 型洗板机键盘面板示意图

2. 键盘操作

(1) 键盘面板:见图27-2。

(2) 键盘功能

"编程"键:进入编程菜单,用来设定仪器的运行方式及各项参数。

"运行"键:执行选定的程序。

"▲"键:处于待机状态时,此键用来顺次递增程序号;处于编程状态时,用来使光标"→"上移。

"▼"键:处于待机状态时,此键用来顺次递减程序号;处于编程状态时,用来使光标"→"下移。

"复位"键:终止当前操作,使仪器恢复到开机状态。

"预洗/返回"键:处于待机状态时,此键用来使仪器执行预洗程序;处于编程状态时,此键可使显示面板界面跳回到待机状态。

"确定"键:确认光标"→"所指示的参数项。

（3）编程菜单：编程菜单中包含清洗方式、清洗头数、清洗条数、清洗容量、加洗次数、清洗次数、暂停时间、浸泡时间等8种参数项目,用户可根据需要任意设定(表27-1)。

表27-1　编程菜单一览表

编程菜单	用户可设模式	编程菜单	用户可设模式
清洗方式	板洗,条洗	加洗次数	0~3 次
清洗头数	12 头,8 头	清洗次数	1~10 次
清洗条数	1~12 条	暂停时间	0~60 秒(增量为 5 秒)
清洗容量	50~450μl(增量为 50μl)	浸泡时间	0~300 秒(增量为 30 秒)

（4）清洗方式：清洗方式可选择"条洗"或"板洗"。

条洗：对酶标板每一条清洗多次(清洗次数由用户任意设定)后进入下一条的清洗。

板洗：对酶标板每一条清洗一次后即进入下一条的清洗,酶标板按照设定的清洗次数循环清洗相应次数。

（5）清洗头数：清洗头数可按酶标板的规格选择,可设定为"12 头"或"8 头"。

（6）清洗条数：清洗条数可在 1~12 范围中选择。该参数设置与清洗头数有关,当清洗头数是"12 条"时,清洗条数设定的最大值为 8;当清洗头数是"8 条"时,清洗条数设定的最大值是 12。

（7）清洗容量：清洗容量可在"50μl"、"100μl"、"150μl"、"200μl"、"250μl"、"300μl"、"350μl"、"400μl"、"450μl"中选择设定。

（8）加洗次数：加洗次数在 1~3 范围内任意设定。

（9）清洗次数：清洗次数可设定在 1~10 范围内任意设定。

（10）暂停时间：当清洗方式为"条洗"时,清洗头在注满酶标板每行后启动暂停,时间可在 0~10 秒内任意设定,增量为 1 秒,当清洗方式为"板洗"时,清洗头在每次过板注满水后启动暂停,时间可在 0~60 秒内任意设定,增量为 5 秒。

（11）浸泡时间：一般清洗过程中,清洗头在酶标板最后一行中注满水后,即启动浸泡功能,浸泡时间可在 0~300 秒内任意设定,增量为 30 秒。但在加洗程序中不能启动浸泡功能。

注意：如果事先程序中未设定暂停时间和浸泡时间,则在进行"条洗"和"板洗"过程中,均不会启动暂停和浸泡。

3. 关机操作

（1）日常关机：最后一次洗板结束后,将电源开关置于"OFF"位;并将酶标板托盘上的预洗槽用蒸馏水装满,使清洗头浸入预洗槽。

（2）长期关机：将长时间不使用洗板机时,先用蒸馏水冲洗一遍整个系统,再进行日常关机;并且倾倒、清洗废液瓶,保持液体干燥,以免清洗液中的缓冲盐类结晶而堵塞清洗头。

【维护与保养】

1. 洗板机常规保养

（1）安放和运行仪器：避免阳光直射,且避开热源,以免影响仪器寿命。经常用软布和中性清洗液擦洗仪器;仪器使用时及时擦去泼在滑道上的液体,以免造成机械受阻。

（2）电磁阀细管更换：在仪器长期不用后,穿过电磁阀的细管容易发生永久性闭合(即当电磁阀打开使用时,细管不能恢复原状),此时可更换电磁阀细管。更换细管时,先关机,再从电磁阀旁边管道接口处拆下细管,并按下电磁阀将细管抽出,然后将新的细管换上。

注意：通过电磁阀的细管须安装到位,否则管路不能正常工作。

（3）疏通清洗头尖端：清洗头尖端可能会被盐沉积堵塞,此时需疏通清洗头。操作时,先关机,然后抬起清洗头簇,用提供的疏通工具疏通尖端。

(4) 液体瓶的保管、更换:由于材料特性所限,建议液体瓶每两年更新一次。如果液体瓶经常在太阳直射下使用或已储藏了较长时间,则应提早更换。

2. 洗板机每日保养　洗板机除了做好正常的维护和保养外,做好每天的日常保养更为重要,洗板机每日保养工作主要包括以下几点。

(1) 开机是否正常:每天使用洗板机要检查开机是否正常,如出现开机有故障时,立即停止使用,待故障处理好后再使用。

(2) 管路冲洗:每次使用洗板机都要对管道进行冲洗工作。

(3) 换液:每天按时更换洗液、缓冲液、蒸馏水等。

(4) 检查冲洗喷头:每天检查冲洗喷头是否正常,如出现故障及时处理。

(5) 废液消毒:严格按照洗板机消毒程序对废液进行消毒处理。

(6) 擦拭洗板机:每天使用洗板机前后都要对洗板机进行擦拭,如有污渍、异物要即时处理。

(7) 关机维护:每天使用后要按正常关机程序操作,禁止非法关机。

3. 洗板机每周保养　洗板机除了做好每日的维护和保养外,做好每周保养更为重要,洗板机每周保养工作主要包括以下几点:

(1) 清洁蒸馏水杯。

(2) 清洁洗涤液杯。

(3) 清洁过滤网。

(4) 清洁机内灰尘。

(5) 清洁仪器面板。

【注意事项】

1. 操作环境　实验室中经常遇到传染性标本和腐蚀性液体,进行实验操作时应穿戴好防腐实验服装、手套。处理危险样品时,参考正常实验室操作手册操作。

2. 操作前　必须严格按照本手册提供的仪器安装说明安装仪器,保证正确连接管路,以免出现渗漏。洗板机长期不用后再度使用时,需预洗整个系统4次。

3. 操作中

(1) 按下运行键前,需确认。

(2) 已装上正确清洗头。

(3) 酶标板已正确放置。

(4) 已选择适当的程序及参数值。

4. 为防止液体进入泵,及时倾倒废液。

5. 如果仪器表面有生物危险物质污染,用中性消毒液清洁。

6. 保持滑道的清洁干燥,避免堵塞;若有液体溅出,及时擦干。

7. 在洗板过程中,如需仪器停止运行,请按键盘上的复位键,不要用手或物体强制仪器停止运行。

8. 仪器消毒　仪器正常工作状态下不需要消毒。在转移、运输仪器(如把仪器从一个实验室转移到另一个实验室)前须对仪器进行全面消毒。常用的消毒试剂有:10% 甲醛溶液、70% 酒精、4% 戊二醛。

【简易故障排除】

1. 开机后若出现液晶无显示或键盘按下无反应的情况,表明显示器或者键盘接触不良。

2. 在仪器开机自检或运行时,系统能自动识别所出现的故障,具体见表27-2。

表27-2　仪器故障识别表

屏幕显示	故障原因	屏幕显示	故障原因
故障1	内部存储芯片出现故障	故障4	酶标板托盘复位出现故障
故障2	清洗头运动出现故障	故障5	复位和定位均出现故障
故障3	酶标板托盘定位出现故障		

（李燕琼）

目　标　测　试

思考题

1. 试述洗板机的工作原理。
2. 简述洗板机基本操作程序。
3. 简述洗板机操作注意事项。
4. 洗板机用后如何保养和维护？

实验考核评价指标与评分参考表（100 分）

实验日期：＿＿＿＿＿＿＿＿＿＿＿＿＿＿＿＿＿ 评分人：＿＿＿＿＿＿＿＿＿＿＿＿＿＿

考核指标	考核内容	评 分 指 标	标准分值	得分
实 验 前 准 备 工 作（20%）	1. 实验前用物品准备	1. 洗液准备	4	
		2. 器材准备	4	
		3. 试剂盒准备	4	
		4. 血清	4	
		5. 消毒液	4	
小计			20	
基 本 操 作 技 能（70%）	2. 基本操作	1. 开机前准备工作	6	
		2. 开机工作	6	
		3. 预洗工作	6	
		4. 编程工作	6	
		5. 运行工作	10	
		6. 关机工作	6	
		7. 生物安全观念（实验前、中、后）	6	
		8. 操作注意事项提问	6	
	3. 观察洗板效果	9. 结果观察方法	6	
		10. 结果判断方法	6	
		11. 结果分析方法	6	
小计			70	
实 验 结 束 后 工 作（10%）	4. 实验后行为习惯	1. 洗板机消毒处理	4	
		2. 标本处理	2	
		3. 实验台整理	2	
		4. 卫生工作	2	
小计			10	
总 计			100	

实验二十八　全自动化学发光免疫分析仪检验技术

目前临床上使用的化学发光免疫分析仪种类繁多,按照仪器检测自动化程度可分为全自动和半自动两种,按照所使用的化学发光剂不同又可分为直接化学发光免疫分析仪(以吖啶酯作为化学发光剂直接标记抗原或抗体)、电化学发光免疫分析仪(以三联吡啶钌为化学发光剂标记抗原或抗体)、化学发光酶免疫分析仪(以辣根过氧化物酶或碱性磷酸酶标记抗原或抗体,以其发光底物鲁米诺或金刚烷作为化学发光剂)。在此,以贝克曼公司的全自动化学发光酶免疫分析仪 Access2 为例进行详细介绍。

【实验目的】

1. 掌握全自动化学发光免疫分析仪的分类及检测原理。
2. 熟悉全自动化学发光免疫分析仪的基本操作、维护与保养及操作注意事项。
3. 了解全自动化学发光分析仪的结构性能。

【实验原理】

以磁性微粒子为固相载体包被已知抗原或抗体,与待测标本中相应抗体或抗原及碱性磷酸酶标记的抗原或抗体进行免疫学反应,反应结束后以电磁铁吸附磁性微粒子进行洗涤。通过洗涤将结合状态与游离状态的酶标记物分离后加入发光底物 AMPPD,AMPPD 在碱性磷酸酶的催化下发光,由光量子阅读系统接收,光电倍增管将光信号转变为电信号并加以放大,再把它们传送至计算机数据处理系统,根据标准曲线计算出待测抗体或抗原的浓度。

根据检测对象不同,其技术类型主要有双抗体夹心法、双抗原夹心法和竞争法。

【设备结构性能】

1. 基本结构　由主机和微机两部分组成。

(1) 主机:是仪器的运行反应测定部分,由以下几部分构成。

1) 转盘模块:包括转盘门、标本转盘、条码阅读器(可扫描标本架以及标本管条码)、试管探测器(对于各种标本架条码均能探测标本管是否存在)、试剂转盘(试剂冷藏装置,确保试剂保存于 3～10℃)。

2) 主探针模块:包括多功能主探针(用于标本及试剂采样)、超声波发生器(用于混匀试剂盒内的免疫磁性微粒子、超声波清洗、标本液面感应、混匀反应管中的反应混合物)、主探针导轨、精密泵。

3) 分析模块:包括反应容器装载器、培养带、清洗/读取转盘、照度计。

4) 液路模块:包括缓冲液清洗液路、废液液路、发光剂液路。

5) 电路模块:包括电源供应、印刷电路板、重置按钮、硬盘驱动器、3.5 英寸磁盘驱动器、互锁开关、反应容器装载门报警。

6) 外周模块:打印机、触摸屏显示器、鼠标、键盘、伸缩臂、手持式条形码读取器、外接计算机。

(2) 微机系统:是仪器的核心部分。具有程控操作、自动监测、指示判断、数据处理、故障诊断等功能。主机还有预留接口,可通过外部储存器自动处理其他数据。

2. 基本性能

(1) Access 2 化学发光免疫分析仪采用第三代 AMPPD 作为发光底物,检测灵敏度最高可达到 10^{-21} g/ml。

(2) 采用磁性微粒子分离技术,磁性微粒子直径 0.08μm 左右,加快反应速度、迅速捕获抗原、抗体,易于结合相、游离相的分离,提高准确性。

(3) 专利六层膜试剂盒封盖技术,有效提高试剂保存、使用率;试剂系统的穿刺功能,有效降低反应过程中试剂探针携带污染;台式机中,ACCESS2 化学发光免疫分析仪可同时进行 24 个项目的检测。

（4）超声波自动清洗探针,交叉污染率<10ppm。

（5）仪器 24 小时待机,急诊检测 10～20 分钟出结果;每小时可完成最少 100 个实验。

（6）样本处理系统一次性可上 60 个样本,不中断运行状态可连续加入。

【工作流程】

1. 装载试剂及缓冲液、反应管等消耗品。

2. 装载标本。

3. 探针加标本及试剂到反应管中。

4. 反应管被传送入孵育带进行孵育,以加速抗原与抗体的结合。

5. 反应管被送入清洗转盘洗涤 2～3 次,此期间磁性微粒包被在电磁场的作用下被吸附在反应管一侧以进行清洗,未结合多余成分被吸出并排走。

6. 基质液泵和基质液阀吸入发光底物 AMPPD,并分配到反应管中,再次孵育以加强信号。AMPPD 在酶的催化下发光,被光电管检测而最终产生结果。

【基本操作】

Access 2 为随机进样自动化台式分析仪,其基本操作流程如图 28-1 所示。

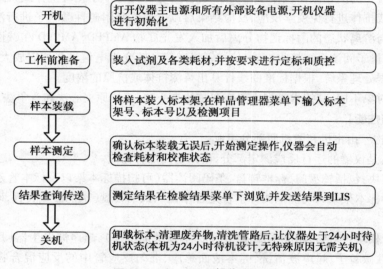

图 28-1 Access 2 操作流程图

【维护与保养】

1. 设备日保养

（1）检查系统状态:主菜单→"F6"保养→检查仪器的温度,系统的耗材,废液瓶。

（2）审查液体模块状态:打开仪器的前面板,用眼睛观察一下所有接触得到的管路连接处,以及阀和泵的接口有无出现结晶或腐蚀情况。如果发现这些部位存在结晶产生或腐蚀情况,打电话给专业技术服务人员寻求帮助。

（3）清洁冲洗转盘探针外部:将一个新的、去纤维的聚酯棉签用冲洗缓冲液（或去离子水）浸湿,轻轻地擦拭发光底物探针的外部、加液探针的外部、吸液探针的外部。

（4）冲洗发光底物:主菜单→"F7"诊断→"F2"冲洗液体管路→选定发光底物→更改循环次数→"F2"开始冲洗→当冲洗程序结束时,选择"F8"取消。

（5）运行每日清洁系统程序:主菜单→"F1"样品管理→输入保养样品架号（保养样品架:1号位放 2ml 的碱性清洗液、2 号位放 2ml 20% 的酸性清洗液、3 号位放 2ml 的蒸馏水）→"F4"保养请求→选择每日清洁系统选项→装载样品架→点击"运行"。

2. 设备周保养

（1）清洁仪器外表。

（2）检查废液灌过滤器。

（3）清洁主探针上部外表面。

（4）清洁或更换吸液针。

（5）做日保养。

（6）做系统检测

1）系统检测编程：主界面"F1"样品管理→输入样品架号，"F4"保养请求→选择系统检测，按照提示放置待检品（装载保养托架：7号位-2ml系统检测液、8号位-1ml以上缓冲液、9号位-空杯、10号位-1ml 1/500稀释系统检测液）→"F1"装载标本架，等待样本架位置，放置样本架，点击"完成"→点击"运行"→主界面"F6"保养回顾→"F2"系统检测→"F2"系统检测数据试验结果与参考值进行比较。

2）系统检测方法及结果分析：①清洗检测：主探针向10个反应管中各加入150μl系统检测液，对各反应管进行3次清洗循环。然后在各反应管中加入200μl发光底物，最后检测其发光值。如果检测结果超出范围，需检查反应的清洗与混匀系统功能。②清洁检测：主探针向5个反应管中各加入150μl清洗缓冲液，对反应管进行3次清洗循环。然后在各反应管中加入200μl发光底物，最后检测其发光值。检测结果发光值不能有明显的衰减，如果有衰减则说明由于吸液针清洗不足导致交叉污染。③在10个反应管中不加入任何样本，也不做清洗。直接向各反应管加入200μl发光底物，然后测定其发光值。检测结果的SD、CV%由后6个反应计算得出。检测结果超出范围说明需要检查发光底物分配系统或发光检测计。④未清洗检测：主探针向10个反应管中各加入50μl的1∶500倍稀释系统检测液，该反应管不作清洗。然后向各个反应管加入200μl发光底物。检测结果超出范围，说明系统检测液稀释比例不当或主探针采样精密度需要作检查。

3. 设备月保养

（1）清洁反应管检测器：打开仪器上盖，在反应管仓右侧一小室内可见两支反应管。用镊子取出反应管，再用无纤维拭子小心擦拭小室内部后，将反应管放回。注意：取、放反应管时，保持反应管清洁。

（2）手工清洁吸液针内壁：打开仪器上盖，在清洗站中较长的针即为吸液针，将针支架上黑色针接头向下一按，再顺时针旋转即可取下吸液针；拔去塑料管，用保养盒中专配的针刷反复刷洗针内壁，并在自来水下冲洗，直至针内无异物，且水流呈直线流出。再用蒸馏水冲洗针后，将针接回塑料管，安回支架原处，向下一压，再逆时针旋转即可固定。

【注意事项】

1. 用血清标本进行检测时，要等血液充分凝固后再离心分离血清，以避免形成凝块堵塞吸样针。

2. 在进行样本检测前应先查看试剂及其他耗材是否充足，以避免在检测过程中浪费时间。

3. 安装底物液时应把瓶盖拧紧及检查瓶盖上方的白色旋钮是否有松动，以避免加底物液时吸入空气影响测定结果的准确性。

4. 仪器在运行过程中请勿打开仪器上方的机顶盖。

5. 将废液倒入下水道之前应先用消毒片对其浸泡一定时间后再倒，以避免废液中可能存在的病原体污染环境。

6. 测定结束后应对检测结果进行审核后再出报告，如发现有同临床诊断相矛盾或结果之间相矛盾的应对该样本进行复查，若结果仍然矛盾应寻找产生错误的原因并对其进行纠正。

【简易故障排除】

全自动化学发光免疫分析仪一般具备很好的自我诊断功能，一旦有故障发生，仪器一般能自动检测到并显示错误信息。常见故障主要有以下几方面。

1. 发光底物分配发生错误　冲洗发光底物，冲洗4个循环再重新进行检测。如果问题依然存在，可电话联系专业的技术服务人员。

2. 轨道故障　该故障因反应管在轨道中错位而使轨道无法运行引起，只要检查轨道，取出错位反应管，故障可排除。

3. 孵育故障　在测试进行孵育时，孵育器的温度超出可接受限度范围，在保养回顾屏幕上检查孵育器的温度状况。如果温度超出可接受限度，请在屏幕上周期性地监控孵育器的温度，直到温度回到可接受限度内。当孵育器温度回到可接受限度内，重新进行检测。

4. 系统分配发光底物时，发光底物的温度超出可接受的限度，在保养回顾屏幕上检查发光底物的温度状况。如果温度超出可接受限度，请在屏幕上周期性地监控发光底物的温度，直到其温度回到可接受限度内。当发光底物温度回到可接受限度内，重新进行检测。

【实例应用】

以 Access2 测定血清超敏人促甲状腺素（hTSH）的 SOP 为例，介绍项目测定的完整过程。

1. 检测原理　双抗体夹心法。样品、标记碱性磷酸酶的羊抗 hTSH 抗体（酶结合物）、蛋白缓冲液以及包被了羊抗大鼠抗体-大鼠抗 hTSH 抗体复合物的磁性颗粒被一起加入到反应管中，样品中的 hTSH 和固相磁性颗粒表面的抗 hTSH 抗体以及游离的酶结合物在不同的抗原位点上同时发生反应。接着，反应管被传送到磁性分离区域进行多次冲洗，去除未与固相结合的其他成分。然后在反应管中加入化学发光底物（Lumi-Phos＊530），已与固相结合的碱性磷酸酶会使该底物发出光子并被光电比色计所检测。最后，对照仪器中储存的多点定标曲线中所描述的光量子与标准品 hTSH 的对应关系而计算出样品中的 hTSH 浓度。

2. 标本采集

（1）用红头或黄头真空采血管采集静脉血 3～5ml。

（2）血液完全凝固后离心获得血清后的两小时内，至少将 500μl 血清转移到一个密闭的储存试管中备用。

（3）储存样品，保持样品管完全密闭，在室温（15～30℃）条件下不超过 8 小时。如果 8 小时内不能完成检测，则将标本放入 2～8℃冰箱冷藏。如果 24 小时内不能完成检测，则将标本放入-20℃冰箱冷冻。标本只可复融一次。

3. 试剂和必需品

（1）Access 超敏 hTSH 试剂盒，其组成包括：①含包被有羊抗大鼠 IgG-大鼠抗 hTSH 单抗复合物的磁性微粒子的 TRIS 缓冲液，含蛋白（BSA）、离子表面活性剂、<0.1% 的叠氮钠和<0.1% ProClin＊＊300。②TRIS 缓冲液，BSA，含蛋白（鼠或鸟性）、离子表面活性剂、<0.1% 的叠氮钠和 0.1% ProClin＊＊300。③含羊抗 hTSH-碱性磷酸酶（小牛）酶结合物的 TRIS 缓冲液，BSA，含蛋白（羊性）、离子表面活性剂、<0.1% 的叠氮钠和 0.1% ProClin＊＊300。

（2）Access 超敏 hTSH 定标品。

（3）Access 底物。

（4）Access 冲洗缓冲液。

（5）质控材料：商用质控血清。

（6）Access 免疫分析系统及消耗品。

（7）微量加样器、Tip 头、消毒片。

4. 定标　每个测试均需有效的定标曲线，hTSH 的定标曲线有效期为 28 天，操作见操作指南来了解定标步骤。

5. 质控　质控品与样品的性质类似，是监测免疫化学分析正常工作的必需品。因为样品可在有随机检测能力的仪器中随机检测而非批量检测，所以质控品应该包含在整个 24 小时的时间段内。商用质控品将包括至少 3 个浓度质控品，按照厂家规定进行复融和保存，在正式使用前每个实验室均应建立各自的平均值和可接受范围。质控结果没有落在可接受范围提示检验结果无效，重新检查位于上一次有效质控值到这次无效质控值之间所有的检测结果。操作步骤详见操作指南。

6. 样本检测步骤　参见仪器基本操作指南。

7. 结果

（1）结果计算：系统软件按照四参数曲线计算模式自动计算患者结果。样品中检测到的光量子值会与储存的标准曲线对应求得相应结果。

（2）参考范围：0.34～5.60U/L（每个实验室都应对适合的特异性人群建立各自的参考范围）。

8. 操作注意事项

（1）试剂中所含的叠氮钠可以和铅和铜反应形成有高度腐蚀性的重氮金属盐，如果被溅到含该物质的液体，则可用大量水冲洗来防止重氮的堆积。

（2）将患者样品和血制品当作潜在的传染物品，按照常规操作注意点和优秀实验室的操作常规进行处理，用合适的消毒剂进行去污。按照各实验室规定和操作规程存放和处理这些物品及其容器。

（3）底物暴露在空气中容易衰变，应保持瓶口紧盖，不要将不同瓶的底物相混后使用。

（4）用来制备定标品的人源性物质已作检测，未发现乙肝病毒抗原（HBsAg）、丙肝抗体（HCV-Ab）和人免疫缺陷病毒抗体（HIV1-Ab 和 HIV2-Ab）存在。但由于没有哪种测试方法的阴性能完全保证没有感染源，因此处理试剂和样品时应视为与传递感染性疾病样品一样。

（5）用来制作定标品的材料是由人垂体源性物质提取而来，要视其为潜在的感染物质。

（6）样品在 0.01～100.0U/L 范围内能被准确定量。如果样品中的浓度低于最低检测限，则报告结果为<0.01U/L，如果标本的含量超过最高检测限，则报告结果为>100.0U/L，此时可用 0 点定标品或 Access 样品稀释液 A 对标本进行 5 倍稀释后进行检测，将检测后的结果乘以 5 即为最终结果。

（7）人抗大鼠抗体（HAMA）可能会出现在已接受大鼠源性单抗免疫药物治疗的患者体内。另外，能和大鼠或其他免疫球蛋白结合的异嗜性抗体可能会出现在患者样品中。这个分析方法已通过特殊的方法来尽量减少这些抗体对该分析方法的影响。

（8）该检测不可用于新生儿 hTSH 浓度测定。

（陆小琴）

目 标 测 试

一、单项选择题

1. 根据发光反应的体系和标记物不同，可将化学发光免疫分析分为

　　A. 间接化学发光免疫分析和电化学发光免疫分析

　　B. 直接化学发光免疫分析、间接化学发光免疫分析、电化学发光免疫分析

　　C. 化学发光酶免疫分析、直接化学发光免疫分析和电化学发光免疫分析

　　D. 电化学发光免疫分析和化学发光酶免疫分析

　　E. 化学发光酶免疫分析、间接化学发光免疫分析和电化学发光免疫分析

2. 化学发光酶免疫测定系统中常用的酶是

　　A. 辣根过氧化物酶　　　　　B. 丙氨酸氨基转移酶　　　　　C. 碱性磷酸酶

　　D. A 和 C 均是　　　　　　　E. A、B、C 均是

3. 以下是碱性磷酸酶为标记物的化学发光酶免疫分析中使用的发光底物

　　A. 吖啶酯　　　B. AMPPD　　　C. 三联吡啶钌　　　D. 鲁米诺　　　E. ATP

二、思考题

1. 产生化学发光的条件是什么？

2. 简述化学发光酶免疫分析的基本原理和特点。

实验考核评价指标与评分参考表（100 分）

实验日期：_____　　　　评分人：_____

考核指标	考核内容	评 分 指 标	标准分值	得分
实验前准备工作（20%）	1. 实验前用物品准备	1. 试剂盒的清点，阅读说明书	6	
		2. 查看反应管、缓冲液等消耗品是否充足	2	
		3. 查看废液及废物袋是否需要清倒	2	
		4. 仪器使用前是否冲洗液路管道	4	
		5. 待测血清是否合格判断、编号	6	
小计			20	
基本操作技能（70%）	2. 全自动化学发光免疫分析仪实验操作	1. 耗材的装载和管理	4	
		2. 定标	8	
		3. 质控	8	
		4. 样本运行和管理	8	
		5. 关机重启	4	
		6. 保养	7	
		7. 生物安全观念（实验前、中、后）	5	
	3. 结果判断报告	8. 定标是否通过	8	
		9. 质控是否在控	8	
		10. 实验结果是否在可接受的范围内	10	
小计			70	
实验结束后工作（10%）	4. 实验结束后行为习惯	1. 器材（反应板、Tip 头）消毒处理、收捡	3	
		2. 标本处理	3	
		3. 实验台整理	2	
		4. 卫生工作	2	
小计			10	
总　　计			100	

实验二十九 时间分辨荧光免疫分析仪检验技术

时间分辨荧光免疫分析技术(TRFIA)是自20世纪80年代以来新发展起来的一种新型分析技术,与其他免疫技术相比,有其独特的优点。它克服了放射性免疫分析法(RIA)中放射性同位素带来的污染问题;克服了酶免疫分析法(EIA)中酶不稳定的特点;而且由于TRFIA法能够很好地消除背景荧光的干扰,使其灵敏度比普通荧光法(FIA)高出几个数量级。正是由于TRFIA的独特优点,使得它成为免疫分析中最有发展潜力的一种分析方法。时间分辨荧光免疫分析仪是用来测定免疫反应最后产物的特异性荧光信号。根据荧光强度判断反应体系中分析物的浓度,达到定量分析的目的。

【实验目的】

1. 掌握时间分辨荧光免疫分析仪的基本原理。

2. 熟悉时间分辨荧光免疫分析仪的操作流程。

3. 了解时间分辨荧光免疫分析仪的基本结构、常见故障排除和仪器保养。

【实验原理】

时间分辨荧光免疫分析的基本原理是用镧系三价稀土离子(如 Eu^{3+}、Tb^{3+})及其螯合物作为示踪物标记抗原、抗体、核酸探针等物质,当免疫反应发生后,根据稀土离子螯合物荧光光谱的特点(特异性强,巨大Stokes位移,荧光寿命长),用时间分辨荧光分析仪延缓测量时间,排除样本中非特异性荧光的干扰,所得信号完全是稀土元素螯合物发射的特异性荧光,测定免疫反应最后产物的特异性荧光信号。根据荧光强度判断反应体系中分析物的浓度,达到定量分析的目的。

【设备结构性能】

1. 基本结构　时间分辨荧光免疫分析系统是样本处理、洗板和振荡孵育、时间分辨荧光检测于一体的全自动时间分辨荧光免疫分析仪。以 EasyCuta1260 全自动时间分辨荧光免疫分析系统为例,其基本结构主要由样本加注模块、振荡孵育模块、洗版模块、试剂加注模块、时间分辨荧光检测模块和控制系统组成。该系统的主要核心部分是时间分辨荧光检测分析模块。

时间分辨荧光免疫分析仪主要由光学系统、微孔板的二维运动系统和信号采集分析系统三部分组成。其基本结构如图29-1所示(以 EasyCuta1260 型为例)。

在检测系统中,氙闪烁灯是脉冲激发光源。激发光经2个石英透镜和1个滤色片把激发光束聚焦到被测样品,每测量一个样品是由约 1000 次激发-测量循环组成的,由定标器累积记录荧光计数。反复闪烁的激发光能量的总和用光电二极管-反馈电路积分,当达到了预置的阈电压水平,闪烁灯的驱动器停止其闪烁。激发光穿过样品孔的侧面激发样品,而样品的发射光则穿过孔的底部后被测量。光电倍增管输出脉冲由一个快前置放大器放大,而后送到前置定标器,在测量周期完成后,微处理机读取定标器中的内容而且储存累积计数。最后计数是这 1000 次循环中所测计数之累积。

2. 基本性能

(1) 特异性强:标记物为具有独特荧光特性的稀土金属-镧系元素,从而提高了荧光信号测量的特异性。

(2) 灵敏度高:稀土离子螯合物所产生的荧光不仅强度高,而且半衰期长,因此可延长测量时间,大大提高了检测灵敏度,同时扩大了检测范围。

(3) 标记物稳定:三价稀土离子与双功能螯合剂螯合,形成稳定的螯合物,从而使标准曲线稳定,试剂保质期长。时间分辨荧光免疫检测的标准曲线相当稳定。

(4) 荧光信号强:荧光检测分析中加入一种酸性增强剂,稀土离子从免疫复合物中解离出来,并和增强液中的一些成分形成一种稳定的微囊,当微囊被激发光激发后则稀土离子发出长寿命的

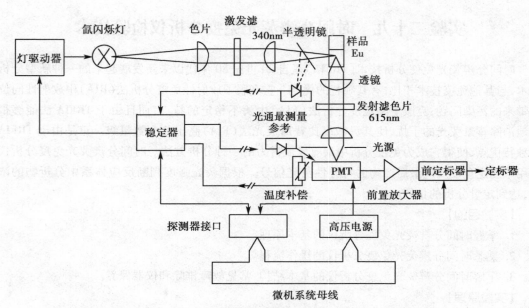

图 29-1 EasyCuta1260 时间分辨荧光免疫分析仪结构原理图

荧光信号,使原来微弱的荧光信号增强 100 万倍,从而使测量的线性范围更宽,重复性更好。

此外,时间分辨荧光免疫检测动态范围宽,可达 4~5 个数量级;标记物稳定性好,有效使用时间长,多数可达 6 个月;标记蛋白时反应条件温和,免疫活性很少受损;测量速度快;易于自动化;已开发出性能优良的数据处理软件,以及多标记物的使用等也是其突出优点。

【基本操作】

1. 标本处理及其要求 常规静脉采血约 3ml,不抗凝,置普通血清管中。待测标本如不能即时检测,需置普通冰箱中(2~8℃)保存,较长时间保存需分离血清并存放于低温冰箱(-20℃)内。血清标本需避免反复冻融。

2. 操作步骤 以 EasyCuta1260 机型为例,该分析系统是样本处理、洗板和振荡孵育、时间分辨荧光检测于一体的全自动时间分辨荧光免疫分析仪,基本操作流程见图 29-2。

具体操作方法如下。

(1) 开机操作

1) 先打开电源,再开启 EasyCuta1260 总开关。

2) 打开电脑显示器。

3) 启动软件 EasyCuta,输入用户名和密码,点击【登录】,进入操【日常操作】界面,仪器开始初始化。在初始化过程中,仪器各运动部件按顺序依次复位,成功复位后,仪器初始化结束,并在信息提示框内显示"初始化结束"。

(2) 实验操作

1) 公用试剂准备:微孔板洗涤液(1:25 倍稀释)250ml 浓缩洗液加入 6000ml 去离子水,置于仪器专用的洗液桶备用。密闭容器内,洗液的稳定性可保持 10 天。建议每块待测微孔板至少需配制 0.6L 洗涤液;加样针冲洗液(1:100 倍稀释)50ml 浓缩洗液加入 4950ml 去离子水,置于仪器专用的洗液桶备用。密闭容器内,洗液的稳定性可保持 10 天。建议每块待加微孔板至少需配制 2.0L 洗涤液;清水桶内加入去离子水,清空废液桶。准备完毕后,用工具拧紧各桶的瓶盖。样本处理液加入仪器固定位置的样本处理液槽内,洗针浸泡液加入仪器固定位置的浸泡槽内,每天更换。

2) 装载试剂架上的 Tip 头和试剂稀释槽。同时实验所用的试剂按仪器要求放在试剂架上相应的放置位置。

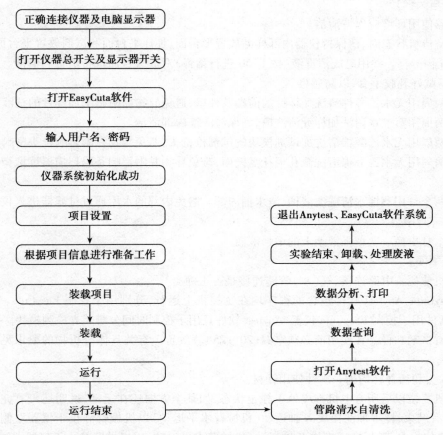

图 29-2　时间分辨荧光免疫分析系统基本操作流程

3）添加增强液：两个增强液瓶置于仪器固定的位置，检查瓶内是否有足够的增强液，每一瓶增强液可供 8 块微孔板使用，根据需要量添加。

4）项目输入：点击项目组区域，选择所需要的项目组，添加到所做项目区域。

5）样本输入：血清样本输入，在样本位置栏输入样本数量，如 1~99，质控品输入，选中所做项目区域下的项目名称，将鼠标光【质控品】处，单击鼠标右键，系统自动弹出对话框，根据实际实验项目要求输入。

6）标准品设置：选中所做项目区域下的项目名称，将鼠标光标放置在【标准品】处，单击鼠标右键，系统自动弹出对话框，根据试剂盒说明书，选择与检测项目相对应的曲线拟合方法，再根据实际实验需要，决定形成新曲线时的标准点的个数和浓度。在各个标准品文本框中依次填入各点浓度值并与试剂盒说明书上的数值一致。

7）按照仪器要求，逐步完成样品装载，标准品装载和试剂装载。

8）洗板检测：可在项目输入流程中执行，也可在项目输入前执行洗板检测。主要检查洗板模块的喷头体部件是否正常洗板。洗板测试结束后，点击【下一步】。

9）装载微孔板：根据对话框显示的内容，将排好的微孔板放置到 1 号和 2 号加样平台对应的微孔板托盘内。微孔板的放置层次顺序必须和对话框内所显示顺序完全一致。微孔板放置完毕后，点击【装载】，搬运模块自动进行装载。微板搬运模块在装载运行时，先进行对微孔板项目条码识别，然后将其装载到预先设置好的振荡孵育箱内。

10）点击【运行】：仪器自动开始检测项目。

（3）关机操作

1）关闭工控机，从【开始】菜单中选择【关闭】，退出 Windows 系统。

2）关闭 EasyCuta1260 总开关。

【维护与保养】

1. 仪器使用环境应保持清洁。

2. 日常待机状态时,请保持仪器内部样品放置平台面、加注平台面和试剂放置平台面清洁,储存盒无异物留存。并用巴氏消毒液(按1∶50进行稀释)对放置台面进行消毒和清洁。消毒时工作人员需戴好乳胶手套,以防感染。

3. 每两周用无水乙醇棉清洗加样针的前端及外壁,避免异物黏附影响加样针的洗液功能。

4. 每两周用蒸馏水清洗加样针清洗槽,确保清洗槽内部清洁。

5. 每两周用无水乙醇棉清洗加试剂模块的试剂枪枪头,避免异物黏附影响枪头密封性。

6. 每两周用无水乙醇棉清洗微孔板托盘镜面,避免异物黏附影响条码扫描器读取微孔板的条形码。

7. 每两个月用蒸馏水清洗洗液桶,清水桶内部。避免内部的水垢通过过滤器进入仪器内部管路,造成管路堵塞。

8. 每个月更换一次增强液架上的增强液瓶。

【注意事项】

1. 开机前检查电路连接、气(水)管路连接是否正确。

2. EasyCuta、Anytest软件包含的程序均在工控机上运行,分别用于控制EasyCuta、Anytest。EasyCuta软件用于控制EasyCuta仪器,Anytest软件只用于控制时间分辨荧光检测模块。

3. 所有试剂和样品在使用前必须室温(20~25℃)放置。有关具体分析物的要求见试剂盒说明书。

4. Tip头和稀释杯均为一次性使用耗材。

5. 电机复位以后所有电机都应处于静止状态,如某个方向还在运动,说明还没有完成初始化、复位没有结束;样本加注模块X轴运动(机械臂水平运动)以机械臂静止于仪器左侧初始位置为成功复位标志;微板搬运模块X轴运动(机械臂水平运动)以机械臂静止于仪器右侧初始位置为成功复位标志;试剂加注模块X轴运动(机械臂水平运动)以机械臂静止于仪器左侧初始位置为成功复位标志。

【简易故障排除】

1. 加样针吸样报警

(1) 故障原因:加样针前端有异物,干扰液位探测;无样本;液位探测功能失效。

(2) 处理措施:用酒精棉清洗加样钢针的针前端面;查看样本储存器皿。

2. 洗板检测时,检测板内液量不足或不吸液

(1) 故障原因:注水针或吸水针堵塞;气(水)管路是否密闭;洗液桶、废液桶、清水桶是否密闭。

(2) 处理措施:清洗注水针或吸水针;检查气(水)管路的密闭性,是否有堵塞;拧紧洗液桶、废液桶、清水桶盖子。

3. 读取试剂盒条码出错

(1) 故障原因:试剂盒条形码错误;试剂盒装载位置与系统设置不一致;试剂盒条形码模糊;条码扫描器失效。

(2) 处理措施:根据条形码上的项目名称,核对条形码是否粘贴正确;查看试剂瓶组盒信息,核对试剂盒装载是否与系统所设一致;查看条形码是否清晰。

【临床运用】

1. 蛋白质和多肽激素的分析　一般多使用双位点"夹心"法测定IgE人绒毛膜促性腺激素、促黄体生成素、铁蛋白等。

2. 半抗原分析　用竞争结合荧光免疫分析法测定皮质醇、睾酮、地高辛、甲状腺素等。

3. 病原体抗原/抗体分析　如乙肝两对半、粪便中的腺病毒和轮状病毒、乳头瘤病毒和呼吸道合胞病毒等分析。

4. 肿瘤标志物的分析　例如,甲胎蛋白、癌胚抗原、前列腺特异抗原、甲状腺结合球蛋白等分析。

5. 核酸分析　应用于核酸分析领域主要有两方面。一是应用镧系元素标记的 DNA 探针进行杂交分析;二是将镧系元素标记技术引入聚合酶链反应(PCR)中,简单、快速地鉴定 PCR 产物。

TRFIA 优点突出,研究工作活跃,发展迅速。新的仪器、试剂和方法不断出现。应用范围不断扩大和普及。随着新仪器和试剂的面世,TRFIA 成为一种新的很有潜力的免疫分析技术,备受重视。

（龚丽坤）

目 标 测 试

思考题

1. 简述时间分辨荧光免疫分析的基本原理。
2. 简述全自动时间分辨荧光免疫分析系统的基本结构及操作流程。
3. 简述时间分辨免疫荧光分析的特点及临床运用价值。

实验考核评价指标与评分参考表（100分）

实验日期：_____评分人：_____

考核指标	考核内容	评 分 指 标	标准分值	得分
实验前准备工作（20%）	1. 实验前用物品准备	1. 试剂选择	5	
		2. 器材准备	5	
		3. 血清	5	
		4. 仪器	5	
	小计		20	
基本操作技能（70%）	2. 时间分辨荧光免疫分析仪检测操作	1. 正确连接仪器及电脑	6	
		2. 打开仪器总开关及显示屏	6	
		3. 打开 EasyCuta 软件	6	
		4. 输入用户名、密码	6	
		5. 仪器系统初始化成功复位	10	
		6. 项目设置	6	
		7. 根据项目信息进行准备	6	
		8. 装载、运行、运行结束	6	
	3. 结果判断报告	9. 结果观察方法	6	
		10. 结果判断方法	6	
		11. 结果报告方法	6	
	小计		70	
实验结束后工作（10%）	4. 实验结束后行为习惯	1. 试剂处理	4	
		2. 标本处理	2	
		3. 实验台整理	2	
		4. 卫生工作	2	
	小计		10	
总　　计			100	

实验三十 流式细胞仪检测技术

流式细胞术(flow cytometry,FCM)是以流式细胞仪为检测手段的一项能快速、精确地对单个细胞的理化特性进行多参数定量分析和分选的新技术。

流式细胞仪是测量染色细胞标记物荧光强度的细胞分析仪,是在单个细胞分析和分选基础上发展起来的对细胞的物理或化学性质(如大小、内部结构、DNA、RNA、蛋白质、抗原等)进行快速测量并可分类收集的技术。

【实验目的】

1. 掌握流式细胞仪的基本操作方法。

2. 熟悉流式细胞仪的原理及结构。

3. 了解流式细胞仪的参数性能。

【实验原理】

1. 参数测量原理 流式细胞仪可同时进行多参数测量,信息主要来自特异性荧光信号及非荧光散射信号。测量是在测量区进行的,所谓测量区就是照射激光束和喷出喷孔的液流束垂直相交点。液流中央的单个细胞通过测量区时,受到激光照射会向立体角为2π的整个空间散射光线,散射光的波长和入射光的波长相同。散射光的强度及其空间分布与细胞的大小、形态、质膜和细胞内部结构密切相关,因为这些生物学参数又和细胞对光线的反射、折射等光学特性有关。未遭受任何损坏的细胞对光线都具有特征性的散射,因此可利用不同的散射光信号对不经染色的活细胞进行分析和分选。经过固定的和染色处理的细胞由于光学性质的改变,其散射光信号当然不同于活细胞。散射光不仅与作为散射中心的细胞的参数相关,还跟散射角及收集散射光线的立体角等非生物因素有关。

在流式细胞术测量中,常用的是两种散射方向的散射光测量:①前向角(即 0° 角)散射(FSC);②侧向散射(SSC),又称90°角散射。这时所说的角度指的是激光束照射方向与收集散射光信号的光电倍增管轴向方向之间大致所成的角度。一般说来,前向角散射光的强度与细胞的大小有关,对同种细胞群体随着细胞截面积的增大而增大;对球形活细胞经实验表明在小立体角范围内基本上和截面积大小呈线性关系;对于形状复杂具有取向性的细胞则可能差异很大,尤其需要注意。侧向散射光的测量主要用来获取有关细胞内部精细结构的颗粒性质的有关信息。侧向散射光虽然也与细胞的形状和大小有关,但它对细胞膜、胞质、核膜的折射率更为敏感,也能对细胞质内较大颗粒给出灵敏反应。

荧光信号主要包括两部分:①自发荧光,即不经荧光染色细胞内部的荧光分子经光照射后所发出的荧光;②特征荧光,即由细胞经染色结合上的荧光染料受光照而发出的荧光,其荧光强度较弱,波长也与照射激光不同。自发荧光信号为噪声信号,在多数情况下会干扰对特异荧光信号的分辨和测量。一般说来,细胞成分中能够产生的自发荧光的分子(例核黄素、细胞色素等)的含量越高,自发荧光越强;培养细胞中死细胞/活细胞比例越高,自发荧光越强;细胞样品中所含亮细胞的比例越高,自发荧光越强。减少自发荧光干扰、提高信噪比的主要措施是:①尽量选用较亮的荧光染料;②选用适宜的激光和滤片光学系统;③采用电子补偿电路,将自发荧光的本底贡献予以补偿。

2. 细胞分选原理 细胞的分选是通过分离含有单细胞的液滴而实现的。在流动室的喷口上配有一个超高频电晶体,充电后振动,使喷出的液流断裂为均匀的液滴,待测定细胞就分散在这些液滴之中。将这些液滴充以正负不同的电荷,当液滴流经带有几千伏特的偏转板时,在高压电场的作用下偏转,落入各自的收集容器中,不予充电的液滴落入中间的废液容器,从而实现细胞的分离。

3. 数据处理原理 FCM 的数据处理主要包括数据的显示和分析,至于对仪器给出的结果如何解释,则随所要解决的具体问题而定。

(1) 数据显示:FCM 的数据显示方式包括单参数直方图、二维点图、二维等高图、假三维图和列表模式等。

直方图是一维数据用得最多的图形显示形式,既可用于定性分析,又可用于定量分析,形同一般 X-Y 平面描图仪给出的曲线。根据选择放大器类型不同,坐标可以是线性标度或对数标度,用"道数"来表示,实质上是所测的荧光或散射光的强度。坐标一般表示的是细胞的相对数。

二维点图能够显示两个独立参数与细胞相对数之间的关系。坐标和坐标分别为与细胞有关的两个独立参数,平面上每一个点表示同时具有相应坐标值的细胞存在。可以由二维点图得到两个一维直方图,但是由于兼并现象存在,二维点图的信息量要大于二个一维直方图的信息量。所谓兼并就是说多个细胞具有相同的二维坐标在图上只表现为一个点,这样对细胞点密集的地方就难以显示它的精细结构。

二维等高图类似于地图上的等高线表示法。它是为了克服二维点图的不足而设置的显示方法。等高图上每一条连续曲线上具有相同的细胞相对或绝对数,即"等高"。曲线层次越高,所代表的细胞数越多。一般层次所表示的细胞数间隔是相等的,因此等高线越密集则表示变化率越大,等高线越疏则表示变化平衡。

假三维图是利用计算机技术对二维等高图的一种视觉直观的表现方法。它把原二维图中的隐坐标——细胞数同时显现,但参数维图可以通过旋转、倾斜等操作,以便多方位地观察"山峰"和"谷地"的结构和细节,这无疑是有助于对数据进行分析的。

列表模式其实只是多参数数据文件的一种计算机存贮方式,3 个以上的参数数据显示是用多个直方图、二维图和假三维图来完成的。可用 ListMode 中的特殊技术,开窗或用游标调出相关部分再改变维数进行显示。例如,"一调二"就是在一维图上调出二维图来;"二调一"就是从二维图中调出一维图来。

(2) **数据分析**:数据分析的方法总的可分为参数方法和非参数方法两大类。

当被检测的生物学系统能够用某种数学模型技术时则多使用参数方法。数学模型可以是一个方程或方程组,方程的参数产生所需要的信息来自所测的数据。例如在测定老鼠精子的 DNA 含量时,可以获取细胞频数的尖锐波形分布。如果采用正态分布函数来描述这些数据,则参数即为面积、平均值和标准差。方程的数据拟合则通常使用最小二乘法。而非参数分析法对测量得到的分布形状不需要做任何假设,即采用无设定参数分析法。分析程序可以很简单,只需要直观观测频数分布;也可能很复杂,要对两个或多个直方图逐道地进行比较。

逐点描图(或用手工,或用描图仪、计算机系统)是大家常用的数据分析的重要手段。我们常可以用来了解数据的特性、寻找那些不曾预料的特异征兆、选择统计分析的模型、显示最终结果等。事实上,不经过先对数据进行直观观察分析,就决不应该对这批数据进行数值分析。从这一点来看,非参数分析是参数分析的基础。

逐道比较工作量较大,但用直观法很容易发现明显的差异,特别是对照组和测试组。考虑到 FCM 的可靠性,要注意到对每组测量都要有对照组,对照组可以是空白对照组、阴性对照组或零时刻对照组等,具体设置应根据整体实验要求而定。对照组和测试组的逐道比较往往可以减少许多不必要的误差和错误解释。顺便指出,进行比较时对曲线的总细胞数进行归一化处理,甚至对两条曲线逐道相减而得到"差结果曲线"往往是适宜的。

【设备结构性能】

1. **基本结构** 流式细胞仪主要由四部分组成:液流系统、光学系统、检测系统、分析系统。

(1) **液流系统**:流动室是流式细胞仪的核心部件,流动室由石英玻璃制成,单细胞悬液在细胞流动室里被鞘流液包绕通过流动室内的一定孔径的孔,检测区在该孔的中心,细胞在此与激光垂直相交,在鞘流液约束下细胞成单行排列,依次通过激光检测区。流动室里的鞘液流是一种稳定流动,控制鞘液流的装置是在流体力学理论的指导下由一系列压力系统、压力感受器组成,只要调整好鞘液压力和标本管压力,鞘液流包绕样品流并使样品流保持在液流的轴线方向,能够保证每个细胞通过激光照射区的时间相等,从而使激光激发的荧光信息准确无误。

(2) **光学系统**:经特异荧光染色的细胞需要合适的光源照射激发才能发出荧光供收集检测。常用的光源有弧光灯和激光;汞灯是最常用的弧光灯,其发射光谱大部分集中于 $300 \sim 400nm$,适合需要用紫外光激发的场合。激光器以氩离子激光器为普遍,也有配合氦离子激光器或染料激光器。光源的选择主要根据被激发物质的激发光谱而定。氩离子激光器的发射光谱中,绿光514nm和蓝光488nm的谱线最强,约占总光强的80%;氦离子激光器光谱多集中在可见光部分,以647nm较强。为使细胞得到均匀照射并提高分辨率,照射到细胞上的激光光斑直径应和细胞直径相近,因此需将激光光束经透镜会聚。为了进一步使检测的发射荧光更强,并提高荧光讯号的信噪比,在光路中还使用了多种滤片。带阻或带通滤片是有选择性的光线滤除或通过。例如使用525nm带通滤片只允许FITC(fluoresceinisothiocyanate,异硫氰荧光素)发射的525nm绿光通过。

(3) 检测系统:经荧光染色的细胞受合适的光激发后所产生的荧光是通过光电转换器转变成电信号而进行测量的。光电倍增管(PMT)最为常用。PMT的响应时间短,仅为纳秒数量级,光谱响应特性好,在200~900nm的光谱区,光量子产额都比较高。从PMT输出的电信号仍然较弱,需要经过放大后才能输入分析仪器。流式细胞仪中一般备有两类放大器。一类是输出信号辐度与输入信号呈线性关系,称为线性放大器。线性放大器适用于在较小范围内变化的信号以及代表生物学线性过程的信号,如DNA测量等。另一类是对数放大器,输出信号和输入信号之间成常用对数关系。在免疫学测量中常使用对数放大器。因为在免疫分析时常要同时显示阴性、阳性和强阳性3个亚群,它们的荧光强度相差1~2个数量级,而且在多色免疫荧光测量中,用对数放大器采集数据易于解释。此外还有调节便利、细胞群体分布形状不易受外界工作条件影响等优点。

(4) 分析系统:经放大后的电信号被送往计算机分析器。多道的道数是和电信号的脉冲高度相对应的,也是和光信号的强弱相关的。对应道数纵坐标通常代表发出该信号的细胞相对数目。多道分析器出来的信号再经模数转换器输往微机处理器编成数据文件,或存贮于计算机的硬盘和软盘上,或存于仪器内以备调用。计算机的存贮容量较大,可存贮同一细胞的6~8个参数。存贮于计算机内的数据可以在实测后脱机重现,进行数据处理和分析,最后给出结果。除上述4个主要部分外,还备有电源及压缩气体等附加装置。

2. 基本性能

(1) 流式细胞仪的分析速度:一般流式细胞仪每秒检测1000~5000个细胞,大型机可达每秒上万个细胞。

(2) 流式细胞仪的荧光检测灵敏度:一般能测出单个细胞上<600个荧光分子,两个细胞间的荧光差>5%即可区分。

(3) 前向角散射(FSC)光检测灵敏度:前向角散射(FSC)反映被测细胞的大小,一般流式细胞仪能够测量到$0.2~0.5\mu m$。

(4) 流式细胞仪的分辨率:通常用变异系数CV值来表示,一般流式细胞仪能够达到<2.0%,这也是测量标本前用荧光微球调整仪器时要求必须达到的。

(5) 流式细胞仪的分选速度:一般流式细胞仪分选速度>1000个/秒,分选细胞纯度可达99%以上。

【基本操作】

1. 调试和校准　流式细胞仪在使用前,甚至在使用过程中都要精心进行调试,以保证工作的可靠性和最佳性。调试的项目主要是激光强度、液流速度和测量区的光路等。

(1) 激光强度:除调整反射镜的角度以调整到所需波长的激光出光外,还要结合显示屏上的光谱曲线使激光的强度输出为最大。

(2) 液流速度:可通过操作台数字显示监督,调节气体压力大小以获得稳定的液流速度。

(3) 测量区光路调节:这是调试工作的关键。需要保证在测量区的液流、激光束、90°散射测量光电系统垂直正交,而且交点较小。一般可在用标准荧光微球等校准中完成。

流式细胞术中所测得的量是相对值,因此需要在使用前或使用中对系统进行校准或标定,这样才能通过相对测量获得绝对的意义。因而FCM中的校准具有双重功能:仪器的准直调整和定量标度。标准样品应该稳定,有形成分形状应是大小比较一致的球形,样品分散性能良好,且经济、容易获得。常用标准荧光微球作为非生物学标准样品,鸡血红细胞做为生物学标准样品。

微球用树脂材料制作,或标有荧光素,或不标记荧光素。所用的鸡血红细胞标准样品制作过程如下:取3.8%枸橼酸或肝素抗凝的鸡血(抗凝剂∶鸡血=1∶4),经PBS清洗3次,再用5~10ml的1.0%戊二醛与清洗后的鸡红细胞混合,室温下振荡醛化24小时,最后经PBS再清洗,贮4℃冰箱中备用。需要指出的是,因为未经荧光染色,所测光信号为鸡血红蛋白的自发荧光。

2. 仪器的操作和使用

(1)打开电源,对系统进行预热。

(2)打开气体阀,调节压力,获得适宜的液流速度;开启光源冷却系统。

(3)在样品管中加入去离子水,冲洗液流的喷嘴系统。

(4)利用校准标准样品,调整仪器,使在激光功率、光电倍增管电压、放大器电路增益调定的基础上,0°和90°散射的荧光强度最强,并要求变异系数为最小。

(5)选定流速、测量细胞数、测量参数等,在同样的工作条件下测量样品和对照样品;同时选择计算机屏上数据的显示方式,从而能直观掌握测量进程。

(6)样品测量完毕后,再用去离子水冲洗液流系统。

(7)因为实验数据已存入计算机硬盘(有的机器还备有光盘系统,存贮量更大),因此可关闭气体、测量装置,而单独使用计算机进行数据处理。

(8)将所需结果打印出来。

【注意事项】

1. 光电倍增管要求稳定的工作条件,暴露在较强的光线下以后,需要较长时间的"暗适应"以消除或降低部分暗电流本底才能工作,另外还要注意磁屏蔽。

2. 光源不得在短时间内(一般要1小时左右)关上又打开;使用光源必须预热并注意冷却系统工作是否正常。

3. 液流系统必须随时保持液流畅通,避免气泡栓塞,所使用的鞘流液使用前要经过过滤、消毒。

4. 注意根据测量对象的变换选用合适的滤片系统、放大器的类型等。

5. 特别强度每次测量都需要对照组。

(姜世君)

目 标 测 试

一、单项选择题

1. 流式细胞仪中的鞘液和样品流自喷嘴喷出,与水平方向的荧光束垂直相交,相交点成为

   A. 敏感区   B. 测量区   C. 激光区   D. 计算区   E. 观察区

2. 流式细胞仪中的光电倍增管接收

   A. 散射光   B. 荧光   C. 激光   D. 射线   E. 反光

3. 流动室轴心至外壁的鞘液向下流动,形成包绕细胞悬液的是

   A. 鞘液流   B. 细胞流   C. 散射光   D. 荧光   E. 测量区

4. 样品流在鞘流的环包下形成流体动力学聚焦,使样品流不会脱离液流的轴线方向,并且保证每个细胞通过

   A. 荧光照射区   B. 散射光照射区   C. 激光照射区

   D. X光照射区   E. 太阳光照射区

5. 前向角散射可以检测

   A. 细胞膜厚薄   B. 被测细胞的大小   C. 细胞质多少

   D. 核膜的折射率   E. DNA含量

二、思考题

1. 简述流式细胞仪细胞分选原理。

2. 流式细胞仪的基本结构由哪几部分组成?

实验考核评价指标与评分参考表(100 分)

实验日期:_____　　评分人:_____

考核指标	考核内容	评 分 指 标	标准分值	得分
实验前准备工作(20%)	1. 实验前用物品准备	1. 试剂选择	10	
		2. 器材准备	10	
小计			20	
基本操作技能(70%)	2. 流式细胞仪检测操作	1. 打开电源,对系统进行预热	6	
		2. 打开气体阀,调节压力	6	
		3. 在样品管中加入去离子水,冲洗液流的喷嘴系统	6	
		4. 利用校准标准样品,调整仪器	6	
		5. 选定流速、测量细胞数、测量参数等	10	
		6. 样品测量完毕后,再用去离子水冲洗液流系统	6	
		7. 将实验数据存入计算机硬盘	6	
		8. 将所需结果打印出来	6	
	3. 结果判断报告	9. 结果观察方法	6	
		10. 结果判断方法	6	
		11. 结果报告方法	6	
小计			70	
实验结束后工作(10%)	4. 实验结束后行为习惯	1. 试剂处理	4	
		2. 标本处理	2	
		3. 实验台整理	2	
		4. 卫生工作	2	
小计			10	
总　计			100	

实验三十一　全自动蛋白分析仪检测技术

随着医学科学的发展,已发现的血浆蛋白已超过1000种,很多疾病的发生发展过程都会引起体液蛋白质的改变,因此测定体液蛋白质的变化具有重要的临床意义。近年来,随着免疫学技术、计算机技术及自动化技术的发展,各种用于蛋白质定量的自动化分析仪器不断被推出,使得蛋白质的检测变得更简便、敏感、准确、快速。其中,在我国应用比较广泛的全自动蛋白分析仪有:Array 360、Immage 800、BN-100、BN Prospec等,下面以Immage 800为例,简要介绍全自动蛋白分析仪检测技术。

【实验目的】

1. 掌握Immage 800全自动蛋白分析仪的操作步骤。

2. 熟悉Immage 800全自动蛋白分析仪的原理。

3. 了解Immage 800全自动蛋白分析仪的维护与保养。

【实验原理】

Immage 800蛋白分析系统采用的是免疫比浊的方法,采用670nm的激光光源和940nm的近红外光源两种光路系统,分别用于速率散射比浊法和速率透射比浊法测定。

1. 速率散射比浊法原理　待测样本中的抗原与抗体发生反应形成免疫复合物,使系统浊度增加。本蛋白分析系统的速率散射比浊器可测量悬浮于反应小杯中的复合物颗粒所造成的散射光变化强度,速率散射比浊器使用光源为670nm的激光,将探测仪置于激光光束的90°来测量散射光,如图31-1所示。

2. 速率透射比浊法原理　速率透射比浊器测量当光通过装有免疫复合物颗粒溶液的反应小杯时光减弱的强度。速率透射比浊器的光源为波长940nm的发光二极体(LED)。透射比浊测量是由入射光束的0°方向进行,如图31-1所示。

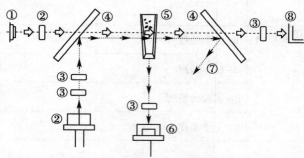

①LED(发光二极体)光源(透射比浊);②激光光源(散射比浊);
③对焦镜头;④分光棱镜;⑤反应小杯;⑥散射比浊探测仪;
⑦激光反弹至挡光屏;⑧透射比浊探测仪

图31-1　Immage 800速率散射比浊器和速率透射比浊器示意图

【设备结构性能】

1. 基本结构　Immage 800系统由主机、电脑处理系统、打印机等三部分构成,各部分的结构简介如下。

(1) 主机:是该系统的主要部件,完成对样品及试剂加样和产生化学反应的过程,主要由加液系统、分析检测系统等组成。

1) 加液系统:包括试剂区(试剂盘和试剂臂等)和样本区(样本盘和样本臂等)。试剂盘和样本盘分别用于试剂、缓冲液、稀释液的存放及样本的上样,试剂臂和样本臂可将处理好的试剂和样品转移到反应区供分析检测。

2）分析检测系统：本仪器采用双光源，激光光源（670nm）和近红外光源（940nm），前者可进行速率散射比浊测定，后者用于速率透射比浊测定。这种双光径系统设计保障了本仪器可用两种技术对反应区中的样本进行测定，极大扩展了检测菜单。

3）其他部件：包括电子控制系统、清洗及废液收集系统等。

（2）电脑处理系统：提供了 Immage 800 系统友好的用户界面和数据处理储存功能，用户在系统的计算机上完成所有的软件交互作用，并保存于计算机内，在适当时间发送到主仪器。另外，患者结果、质控结果及设置参数等也保存于计算机内。

2. 基本性能　Immage 800 蛋白分析系统是全自动计算机控制台式分析仪，具有运行样品测定时对样品自动稀释和对样品与试剂的条码识别性能，可用于生物液体样本和治疗药物的体外定量测定。本系统创新的双光径（670nm 激光光源和 940nm 近红外光源）系统设计保障了两种技术（速率透射比浊法和速率散射比浊法）和 4 种方法（速率散射比浊、速率抑制散射比浊、近红外颗粒速率透射法、近红外颗粒速率抑制透射法）的随意组合和灵活应用，适应各检测环境，极大扩展了检测菜单。本系统可采用胶乳颗粒包被提高检测灵敏度（可达 ng/ml），近红外波长排除生物活性物质非特异性干扰。操作简便，检测项目随机组合，每次运行最多可分析 72 个样品，每个样品最多可包括 24 个被分析物，检测速度可达 180 测试/小时。

【基本操作】

1. 开机与仪器设定操作

（1）依次打开打印机、显示器和计算机电源。

（2）确认不间断电源（UPS）已开启（UPS 电源开关开启并且电源指示灯已点亮）。

（3）打开仪器电源，同时关闭试剂和样品转盘盖板。

（4）当显示检查稀释孔状态时，选择<OK>（确认）。

（5）显示温度警告注意事项时，选择<OK>。仪器将继续调整试剂盘和反应杯区的温度至设定温度，直到反应杯区达到合适温度范围内时，系统才会开始运行。

（6）主菜单下按设置，按屏幕提示设定仪器相应参数。

2. 实验操作

（1）试剂装载

1）试剂卡及定标卡装载：将试剂卡或定标条形码卡片放在相应架子上，样品架放入样品盘，在主屏幕上 Rgts/Cal 中选择 Read Cards（读卡）。

2）试剂装载：把试剂盘放入仪器，在主屏幕上 Rgts/Cal 中选择 Read Reagent（读试剂）。

3）缓冲液/稀释液上样：按屏幕提示选择要装载的缓冲液或稀释液名称和批号，将缓冲液或稀释液放入指定位置。

4）冲洗液装载：将相应管子插入新的冲洗液瓶中。

（2）定标

1）确认已读过定标液条码。

2）在主屏幕上 Rgts/Cal 中选择要定标项目的位置号。

3）按 F4 请求定标（Request Cal），输入要用的架子号及位置号，选择定标液批号，按 F9 保存（Save）。

4）按 F6 显示定标安排清单（Cal ID List），按清单显示将定标液放在架子上。回主屏幕，选 RUN（运行）。

（3）样品测定

1）在主屏幕下,选择样本<Sample>。

2）依次输入架子(Rack)号,位置(Pos)号及样本号(Sample ID)。

3）在菜单栏内选中所要做的测试项目。

4）按 F10 保存并继续下一个样本的编程。

5）将标本架子放入仪器上按下主屏幕的 RUN 键。

（4）结果查询与打印

1）在主屏幕下,选择结果<Result>。

2）输入相关查询条件。

3）按 F1 显示结果(Display Results),F6 传输,F8 打印报告。

3. 关机操作

（1）从菜单栏中选择 Utilities(实用程序)。

（2）选择<Shut Down>(关机)。

（3）当屏幕显示<Shutdown Complete>(已关机)后,关掉打印机,显示器,计算机,不间断电源及仪器。

【维护与保养】

1. 清洗液　使用厂家提供的仪器配套清洗液或严格按要求配制清洗液,注意合理保存和使用清洗液,保持其本身清洁,在清洗液用完或出现污染时应及时更换新的清洗液。

2. 设备每日保养　每天在使用仪器前后都需要:①检查清洗液余量、废液桶及排废管道、仪器底部有无液体渗漏、注射器阀、管道和活塞头;②冲洗清洗液管道,清洗试剂针、样品针、试剂搅拌针和样品搅拌针外表面。

3. 设备每月保养　每月需对仪器做以下保养:①记录仪器工作次数;②清洗仪器表面和仪器所有风扇的过滤网。

4. 需时保养　根据仪器使用记录,应做到:①定期清洁打印机打印头、样品盘、试剂盘和样品架;②每 10 000 个测试后需要更换反应杯和注射器活塞头(注射器漏水时也需更换)。

5. 特别注意　除以上常规保养外,还需注意:①在仪器通电时不要拔插电路板和管道接头;②对仪器部件清洁时要在仪器待机或关闭状态下;③保证仪器在启动和退出诊断程序时所有机械部件都保持无阻碍。

【注意事项】

1. 开机注意事项

（1）检查确保电源线路连接正确。

（2）关闭样本盖和试剂区盖,清除附近机械配件。

（3）确保软驱是空的,以免影响仪器启动。

（4）先开外部设备(如打印机、显示器及确认不间断电源等),再打开电脑,最后打开主仪器。

2. 实验前注意事项

（1）确保做好实验用物品(如器材,试剂等)准备。

（2）严格按要求做好血液等标本的采集、处理及储存,保证标本合格,以免影响检测结果。

（3）操作有病原体的标本时,应严格按实验室规程做好防护(如戴手套等),防止感染发生。

3. 实验中注意事项

（1）严格按实验规程操作。

（2）保证仪器参数设置正确,试剂、缓冲液、清洗液及样本的正确装载。

（3）检测的同时要随样本一起做好质控。

（4）严禁在仪器运行时进行添加样品,更换仪器配件等危险操作。

（5）对于有病原体的标本,同样要做好生物安全防范。

4. 实验后注意事项

（1）测试结束后,要用清洗液清洗相应部件。

（2）按正确顺序关闭仪器。

（3）做好实验废弃物的处理,含病原体的废弃物要进行消毒处理,做好生物安全防范。

（4）清洁仪器相应部件,清理实验台及其他实验用品。

（5）及时整理和分析实验结果。

【简易故障排除】

1. 运行障碍（E3 Motion Error）　处理:①检查试剂臂和样本臂挡板是否放置正确,如不正确则重新放置好;②检查试剂臂和样本臂与注射器连接是否正确;③重启仪器,或按HOME 键。

2. 质控失控　处理:①更换质控物;②检测试剂是否摆错、过期,如有必要需更换试剂;③检查是否出现针堵了,光路、比色杯脏了的情况,如出现则须清洁相应部件。

3. 稀释孔用完（No Dil Well）　处理:检查是否放好稀释板,仪器状态栏是否安装好稀释板。

4. 稀释孔液面感应失败（Level Sense Failure at Dilution Well）　处理:检查稀释液放置位置与仪器状态栏是否一致,是否使用已用过的稀释板。

5. 检测结果极高　处理:①重做样本或稀释后再做;②检查标本是否有脂血、乳糜、溶血等,如不合格则须重新采集标本。

6. 定标失败（Calibration Failed for Reagent）　处理:①检查所用试剂和定标液是否失效,如失效则更换新的试剂;②检查定标液卡与试剂卡是否扫描正确,定标液的选择是否合适;③注意加样量要准确,确保注射器吸样准确无空泡;④检查是否光路污染引起;⑤试剂储存的条件是否符合要求,是否因温度过低而产生试剂成分结晶,试剂在使用前是否充分混匀。

7. 其他故障　如出现上述未提及的故障,请参考仪器使用手册进行故障检查和处理,或联系厂家维修人员处理。

（任来峰）

目 标 测 试

思考题

1. 简述 Immage 800 蛋白分析系统的测定原理。

2. 简述 Immage 800 蛋白分析系统的操作步骤。

实验考核评价指标与评分参考表（100 分）

实验日期：_____ 评分人：_____

考核指标	考核内容	评 分 指 标	标准分值	得分
实验前准备工作（20%）	1. 实验前用物品准备	1. 试剂选择和准备	5	
		2. 器材及标本准备（试管、血液、离心机等）	5	
		3. 稀释血清用物品准备（试管、吸管等）	5	
		4. 检测仪器确认（特种蛋白分析仪等）	5	
小计			20	
基本操作技能（70%）	2. 分析仪操作	1. 开机操作	6	
		2. 仪器参数设置	6	
		3. 试剂及样品装载	6	
		4. 仪器定标	6	
		5. 程序设置	10	
		6. 实验的质控	6	
		7. 生物安全观念（实验前、中、后）	6	
		8. 操作注意事项提问	6	
	3. 结果判断报告	9. 结果处理保存	6	
		10. 结果解释	6	
		11. 结果报告方法	6	
小计			70	
实验结束后工作（10%）	4. 实验后行为习惯	1. 消毒处理	4	
		2. 标本处理	2	
		3. 实验台整理	2	
		4. 卫生工作	2	
小计			10	
总　计			100	

附录一　免疫学实验常用试剂及溶液的配制方法

1. 酸碱溶液的配制（附表 1-1）

附表 1-1　酸碱溶液的配制

名　称	分子量	密度	浓　度		配制 1mol/L 溶液的加入量（ml/L）
			%（重量）	mol/L	
冰乙酸	60.05	1.05	99.5	17.4	57.5
乙酸	60.05	1.045	36	6.27	159.5
甲酸	46.03	1.22	90	23.6	42.4
盐酸	36.46	1.18	36	11.6	85.9
硝酸	63.02	1.42	71	15.99	62.5
磷酸	98.00	1.7	85	14.7	67.8
硫酸	98.07	1.84	96	18.3	54.5
丁酸	88.09	0.96	95	10.3	96.6
乳酸	90.08	1.20	85	11.3	88.3
氢碘酸	127.91	1.70	57	7.6	132.0
氢溴酸	80.91	1.50	48	8.9	112.4
氢氟酸	20.01	1.17	55	32.1	31.1
氢氧化铵	17.03	0.91	25	13.3	75.1

2. 1N HCl 溶液　取比重为 1.19 的盐酸 8.3ml，加蒸馏水稀释成 1000ml。

3. 1N NaOH 溶液　称取化学纯 NaOH 40g 溶于 1000ml 蒸馏水中。

4. 碳酸氢钠溶液　调 pH 常用浓度有 7.5%、5.6%、3.7% 三种。用双蒸水（或去离子水）配制，无菌过滤除菌，小量分装。或 110℃ 灭菌 10 分钟，分装，置 4℃ 保存。

5. 0.1mol/L 磷酸钾缓冲液的配制（附表 1-2）

附表 1-2　0.1mol/L 磷酸钾缓冲液的配制

pH	1mol/L K_2HPO_4（ml）	1mol/L KH_2PO_4（ml）
5.8	8.5	91.5
6.0	13.2	86.8
6.2	19.2	80.8
6.4	27.8	72.2
6.6	38.1	61.9
6.8	49.7	50.3

pH	1mol/L K_2HPO_4 (ml)	1mol/L KH_2PO_4 (ml)
7. 0	61. 5	38. 5
7. 2	71. 7	28. 3
7. 4	80. 2	19. 8
7. 6	86. 6	13. 4
7. 8	90. 8	9. 2
8. 0	93. 2	6. 8

注:用蒸馏水将混合的两种 1mol/L 贮存液稀释至 1000ml

6. 0.2mol/L(pH 7.4)磷酸盐缓冲液(phosphate buffer,PB)

试剂:NaH_2PO_4 · $2H_2O$、Na_2HPO_4 · $12H_2O$

配制方法:配制时,常先配制 0.2mol/L 的 NaH_2PO_4 和 0.2mol/L 的 Na_2HPO_4,两者按一定比例混合即成 0.2mol/L 的磷酸盐缓冲液(PB),根据需要可配制不同浓度和 pH 的 PB 和 PBS。

(1) 0.2mol/L 的 NaH_2PO_4:称取 NaH_2PO_4 · $2H_2O$ 34.8g,加重蒸水至 1000ml 溶解。

(2) 0.2mol/L 的 Na_2HPO_4:称取 Na_2HPO_4 · $12H_2O$ 71.632g,加重蒸水至 1000ml 溶解。

(3) 0.2mol/L pH 7.4 的 PB 的配制:取 19ml 0.2mol/L 的 NaH_2PO_4 和 81ml 0.2mol/L 的 Na_2HPO_4,充分混合即为 0.2mol/L 的 PB(pH 为 7.4 ~ 7.5)。若 pH 偏高或偏低,可通过改变二者的比例来加以调整,室温保存即可(附表 1-3)。

附表 1-3　不同 pH 的磷酸盐缓冲液配制

pH	0. 2mol/L NaH_2PO_4 (ml)	0. 2mol/L Na_2HPO_4 (ml)	pH	0. 2mol/L NaH_2PO_4 (ml)	0. 2mol/L Na_2HPO_4 (ml)
5. 7	93. 5	6. 5	6. 9	45. 0	55. 0
5. 8	92. 0	8. 0	7. 0	39. 0	61. 0
5. 9	90. 0	10. 0	7. 1	33. 0	67. 0
6. 0	87. 7	12. 3	7. 2	28. 0	72. 0
6. 1	85. 0	15. 0	7. 3	23. 0	67. 0
6. 2	81. 5	18. 5	7. 4	19. 0	81. 0
6. 3	77. 5	22. 5	7. 5	16. 0	84. 0
6. 4	73. 5	26. 5	7. 6	13. 0	87. 0
6. 5	68. 5	31. 5	7. 7	10. 5	89. 5
6. 6	62. 5	37. 5	7. 8	8. 5	91. 5
6. 7	56. 5	43. 5	7. 9	7. 0	93. 0
6. 8	51. 0	49. 0	8. 0	5. 3	94. 7

7. 0.05mol/L 甘氨酸-HCl 缓冲液的配制　取 0.2mol/L 甘氨酸 50ml,按附表 1-4 加入 0.2mol/L HCl,再加水至 200ml。

8. Na_2HPO_4-枸橼酸缓冲液的配制(附表 1-5)

附表 1-4　0.05mol/L 甘氨酸-HCl 缓冲液的配制

pH	HCl(ml)	pH	HCl(ml)	pH	HCl(ml)
2.2	44.0	2.8	16.8	3.4	6.4
2.4	32.4	3.0	11.4	3.6	5.0
2.6	24.2	3.2	8.2		

注:甘氨酸分子量为 75.07;0.2mol/L 溶液含 15.01g/L

附表 1-5　Na_2HPO_4-枸橼酸缓冲液的配制

pH	Na_2HPO_4 0.2mol/L(ml)	枸橼酸 0.1mol/L(ml)	pH	Na_2HPO_4 0.2mol/L(ml)	枸橼酸 0.1mol/L(ml)
2.2	4.0	196.0	5.2	107.2	92.8
2.4	12.4	187.6	5.4	111.5	88.5
2.6	21.8	178.2	5.6	116.0	84.0
2.8	31.7	168.3	5.8	120.9	79.1
3.0	41.1	158.9	6.0	126.3	73.7
3.2	49.4	150.6	6.2	132.2	67.8
3.4	57.0	143.0	6.4	138.5	61.5
3.6	64.4	135.6	6.6	145.5	54.5
3.8	71.0	129.0	6.8	154.5	45.5
4.0	77.1	122.9	7.0	164.7	35.3
4.2	82.8	117.2	7.2	173.9	26.1
4.4	88.2	111.8	7.4	181.7	18.3
4.6	93.5	106.5	7.6	187.3	12.7
4.8	98.6	101.4	7.8	191.5	8.5
5.0	103.0	97.0	8.0	194.5	5.5

注:$Na_2HPO_4 \cdot 2H_2O$ 分子量为 178.05;0.2mol/L 溶液含 35.61g/L

　　枸橼酸·H_2O 分子量为 210.14;0.1mol/L 溶液含 21.01g/L

9. 0.1mol/L 巴比妥钠-HCl 缓冲液的配制(附表 1-6)

附表 1-6　0.1mol/L 巴比妥钠-HCl 缓冲液的配制

pH	巴比妥钠 0.1mol/L(ml)	HCl 0.1mol/L(ml)	pH	巴比妥钠 0.1mol/L(ml)	HCl 0.1mol/L(ml)
6.8	52.2	47.8	8.4	82.3	17.7
7.0	53.6	46.4	8.6	87.1	12.9
7.2	55.4	44.6	8.8	90.8	9.2
7.4	58.1	41.9	9.0	93.6	6.4
7.6	61.5	38.5	9.2	95.2	4.8
7.8	66.2	33.8	9.4	97.4	2.6
8.0	71.6	28.4	9.6	98.5	1.5
8.2	76.9	23.1			

注:巴比妥钠分子量为 206.2;0.1mol/L 溶液含 20.62g/L

10. 0.01mol/L 磷酸盐缓冲生理盐水(phosphate buffered saline,PBS)

  试剂：0.2mol/L PB   50ml

     NaCl   8.5~9g(约0.15mol/L)

     加重蒸水   至1000ml

  配制方法：称取 NaCl 8.5~9g 及 0.2mol/L 的 PB 50ml,加入 1000ml 的容量瓶中,最后加重蒸水至 1000ml,充分摇匀即可。若拟配制 0.02mol/L 的 PBS,则 PB 量加倍即可,依此类推。

  说明:PB 和 PBS 是免疫细胞化学实验中最为常用的缓冲液,0.01mol/L 的 PBS 主要用于漂洗组织标本、稀释血清等,其 pH 应为 7.25~7.35,否则需要调整。0.1mol/L 的 PB 常用于配制固定液、蔗糖等。一般情况下,0.2mol/L PB 的 pH 稍高些,稀释成 0.01mol/L 的 PBS 时,常可达到要求的 pH,若需调整 pH,通常也是调 PB 的 pH。

11. 0.015mol/L pH 7.2 的 PBS 的配制

  0.2mol/L PB   75ml(0.2mol/L NaH$_2$PO$_4$ 21ml,0.2mol/L Na$_2$HPO$_4$ 54ml)

  NaCl   8.5~9g(约0.15mol/L)

  加重蒸水至1000ml

  配制方法：称取 NaCl 8.5~9g 及 0.2mol/L 的 PB 75ml,加入 1000ml 的容量瓶中,最后加重蒸水至 1000ml,充分摇匀即可。

12. 0.05mol/L pH 8.6 的巴比妥缓冲液的配制(离子强度 0.05)

  巴比妥   1.84g

  巴比妥钠   10.3g

  加蒸馏水至   1000ml

13. pH 7.4 的巴比妥缓冲液的配制

  (1) 贮存液:NaCl 85g,巴比妥 5.75g,巴比妥钠 3.75g,MgCl$_2$ 1.017g,无水 CaCl$_2$ 0.166g,逐一加至热蒸馏水中,溶解冷却后,加蒸馏水至 2000ml,过滤,4℃冰箱内保存备用。

  (2) 应用液:贮存液 1 份+蒸馏水 4 份,当日配用。

14. Tris 缓冲生理盐水(tris buffered saline,TBS)

  试剂：

  0.5mol/L Tris-HCl 缓冲液   100ml

  NaCl   3.5~9g(0.15mol/L)

  重蒸水   至1000ml

  配制：先以重蒸水少许溶解 NaCl,再加 Tris-HCl 缓冲液,最后加重蒸水至 1000ml,充分摇匀使 Tris 终浓度为 0.05mol/L。

  TBS 主要用于漂洗标本,常用于免疫酶技术中。

15. Tris-TBS(PBS)

  试剂：

  Triton X-100   10ml(1%) 或 3ml(0.3%)

  0.5mol/L Tris 缓冲液(pH 7.6) 1000ml(50ml) 或 (0.2mol/L 的 PB)

  NaCl   8.5~9g

  重蒸水   至1000ml

  配制方法：先以重蒸水少许溶解 NaCl 后,加入 Triton X-100 及 Tris 缓冲液或(PB),最后加重蒸水至 1000ml,充分摇匀。

  该液常用浓度为 1% 及 0.3%,前者主要用于漂洗标本,后者主要用于稀释血清。

16. 0.1mol/L pH 8.4 的硼酸缓冲液的配制

  四硼酸钠(Na$_2$B$_4$O$_7$·10H$_2$O)4.29g,硼酸(H$_3$BO$_3$)3.40g,溶解后加蒸馏水至 1000ml,用 G3 或 G4 玻璃

滤器过滤。

17. 0.05mol/L pH 9.6 的碳酸盐缓冲液(包被液)

Na_2CO_3	1.6g
$NaHCO_3$	2.9g
NaN_3	0.2g
加蒸馏水至	1000ml

18. PBS-Tween20(标本稀释液)

NaCl	8g
KH_2PO_4	0.2g
$Na_2HPO_4 \cdot 12H_2O$	2.9g
KCl	0.2g
Tween 20	0.5ml
加蒸馏水至	1000ml

调节 pH 至 7.4,置 4℃冰箱内保存备用。用前根据需要按终浓度 10%加入正常人血清或小牛血清。此溶液用于稀释血清标本。

19. 0.02mol/L pH 7.4Tris-HCl-Tween20("酶标"洗涤液)

Tris	2.42g
1mol/L HCl	13.0ml
Tween20	0.5ml
加蒸馏水至	1000ml

20. 底物(邻苯二胺)稀释液

枸橼酸(19.2g/L)	48.6ml
$Na_2HPO_4 \cdot 12H_2O(71.7g/L)$	51.4ml

21. 底物(邻苯二胺)溶液(临用前配制,储于棕色瓶中)

邻苯二胺	40mg
底物稀释液	100ml
30% H_2O_2	0.15ml

22. TMB 显色液及使用

试剂:TMB,HCl,亚硝基铁氰化钾,无水乙醇。

配制方法:

(1)醋酸盐缓冲液:取 1.0mol/L 的 HCl 190ml 加入 1.0mol/L 的醋酸钠 400ml 中混合,再加蒸馏水稀释至 1000ml,用醋酸或 NaOH 将 pH 调至 3.3。

(2)A 液:取上述缓冲液 5ml,溶解 100mg 亚硝基铁氰化钾,加蒸馏水 92.5ml 混合。

(3)B 液:称取 5mg TMB 加入 2.5ml 无水乙醇中,可加热至 37~40℃直到 TMB 完全溶解。

(4)孵育液:放入标本前数秒,取 2.5ml B 液及 97.5ml A 液溶于试管中充分混合(液体在 20 分钟内应保持清亮的黄绿色,否则可能已有污染)。酶反应时,加入终浓度为 0.005%的 H_2O_2。

(5)主要显色步骤:组织标本在蒸馏水(或 PBS)中漂洗数次(每次 10~15 分钟)后放入未加 H_2O_2 的孵育液中作用 20 分钟(19~30℃),然后向孵育液中放入 H_2O_2(每 100ml 孵育液中加 0.3%的 H_2O_2 1.0~5.0ml),继续孵育 20 分钟左右(19~23℃),捞出标本漂洗数次(共 30 分钟左右)。在 0~4℃条件下可在漂洗液放置 4 小时直至贴片、脱水,封片。也可在贴片前在 1%的中性红负染 2~3 分钟,也可在 1%派诺宁(pH 3.3~3.5)中负染 5 分钟后贴片、脱水、封片。

说明:TMB 即四甲基联苯胺(tetrabenzidine)是一种脂溶性较强的基团,因此容易进入细胞与细胞器中的 HRP 反应,且由于这种高度的脂溶性,使其易形成多聚体,在 HRP 活性部位产生粗大的、深蓝色沉淀物,这使得 TMB 成为免疫组化实验中一种很好的发色团。同时反应产物的沉淀,使得 HRP 的活性部位更加暴露,利于酶氧化反应进行。TMB 的反应产物为深蓝色,利于光镜观察,且反应产物越聚越大,常超出单个细胞器的范围(而 DAB 则被限制在其内),故 TMB 反应的检测阈较低。基于上述优点,目前 TMB 常用于光镜及超微结构水平 HRP 的研究。需要注意的是:TMB 显色液中的 A 液和 B 液应在 2 小时内新鲜配制。另外,TMB 是一种较强的皮肤刺激剂,并有致癌的潜在可能,故使用时应戴手套及在通风条件下操作。

23. DAB(diaminobenzidine) 显色液

DAB 即 3,3-二氨基苯联胺

试剂:

DAB(常用四盐酸盐)	50mg
0.05mol/L TB	100ml
30% H_2O_2	30 ~ 40μl

配制方法:先以少量 0.05mol/L(pH 7.6)的 TB 溶解 DAB,然后加入余量 TB,充分摇匀,使 DAB 终浓度为 0.05% ,过滤后显色前加入 30% 的 H_2O_2 30 ~ 40μl,使其终浓度为 0.01% 。

DAB 显色液主要用于免疫过氧化物酶法(如酶标法、PAP 法等),其终产物可直接在光镜下观察,也可经 OsO_4 处理后,增加反应产物的电子密度,用于电镜观察。但有几点需注意:DAB 溶解要完全,否则未溶解的颗粒沉积于标本上影响观察;DAB 浓度不宜过高,否则显色液呈棕色,增加背景染色;另外 DAB 有致癌作用,故操作时应戴手套,尽量避免与皮肤接触,用后及时彻底冲洗,接触 DAB 的实验用品最好经洗液浸泡 24 小时后使用。

24. 4-氯-1-萘酚(4-Cl-1-naphthol) 显色液

配方:4-Cl-1-萘酚	100mg
纯乙醇	10ml
0.05mol/L TB(pH 7.6)	190ml
30% H_2O_2	10μl(0.003%)

配制方法:先将 4-Cl-1-萘酚溶解于乙醇中,然后加入 TB 190ml,用前加入 30% H_2O_2 使其终浓度为 0.005% ,切片显色时间通常为 5 ~ 20 分钟。

25. 3-氨基-9-乙基卡唑(3-amino-9-ethylcarbazole,AEC) 显色液

试剂:AEC	20mg
二甲基甲酰胺(DMF)	2.5ml
0.05mol/L 醋酸缓冲液(pH 5.5)	50ml
30% H_2O_2	25ml

配制方法:先将 AEC 溶于 DMF 中,再加入醋酸缓冲液充分混匀。临显色前,加入 30% H_2O_2。切片显色时间为 5 ~ 20 分钟。

该显色液作用后,阳性部分呈深红色,加以苏木精或亮绿等作为背景染色,则效果更佳。由于终产物溶于酒精和水,故需用甘油封固。

26. NBT 显色液

试剂:

A 液:5% NBT:称取 0.5g NBT 溶于 10ml 70% 的 DMF(二甲基甲酰胺)内,充分混合,常存于 4℃ ,也可装成小份,-20℃保存,用前复温。

B 液:5% BCIP:称取 BCIP 0.5g 溶于 10ml 100% 的 DMF 内,混匀。4℃或分装存于-20℃保存,用前恢复至室温。

C. 显色液:取 A 液 40μl,加入到盛有 10ml 的 0.1mol/L Tris-HCl(pH 9.5,含 0.1mol/L NaCl、5mmol/L $MgCl_2$)管内,充分混匀;再加入 B 液 40μl,轻轻混合即可,最好用前新鲜配制。

NBT 即四唑氮蓝(nitro-blue-tetrazolium),MW=818,为深蓝色无定形微溶物质。BCIP 即 5-溴-4-氯-3-吲哚-磷酸盐(5-bromo-4-chloro-3-indolyl-phosphate)。当二者存在时,在碱性磷酸酶(alkaline phosphatase,AP)作用下,NBT 被还原形成显微镜下可见的蓝色或紫色沉淀。

27. 黏附剂

在免疫细胞化学工作中,由于标本(如切片)的脱落常影响工作的质量和速度,故黏附剂的选择和使用就显得较为重要。

(1) 铬矾明胶液

试剂:铬矾	0.5g
明胶(gelatine)	5g
H_2O	1000ml

方法:在 1000ml 的烧杯或烧瓶中,以 500~800ml H_2O 加温溶解明胶,待其完全溶解后,再加入铬矾。注意温度过高易使明胶烧糊,包被玻片时最好控制水温在 70℃。如有明显残渣,过滤后使用。

(2) 甲醛-明胶液

试剂:40%甲醛	2.5ml
明胶	0.5g
蒸馏水	至 100ml

配制方法:用少许蒸馏水(约 80ml)加热溶解明胶,待完全溶化后,加入甲醛,最后补充蒸馏水至 100ml 混匀即可。

(3) 多聚赖氨酸(poly-L-lycine,PLL)

试剂:多聚赖氧酸	5g
蒸馏水	至 1000ml

配制方法:称取 PLL,溶于 H_2O,充分混合即可,此液浓度为 0.5%,可适当稀释配成 0.01%~0.5% 浓度。4℃保存,也可于-20℃备用。PLL 可反复冷冻,效果无明显影响,工作液常再稀释 10~50 倍。

(4) Vectabond 试剂

该试剂是 Vector 公司新进推出的一种新型玻片黏附剂。该试剂与一般的黏附剂不同,它是通过对玻璃表面起化学修饰作用,改变其表面的化学物理特性,使组织切片牢固地贴于玻璃片上,贴上后不易脱落,保留时间较久。一个试剂盒(7ml)可配成 350ml 工作液(用丙酮配制)。处理载玻片前(事先酸处理),用染色缸装好各种液体,按下列程序进行:

干净载玻片→丙酮 5 分钟→Vectabond 试剂工作液(7ml Vectabond+350ml 丙酮):将载玻片用镊子夹住浸入 Vectabond 试剂 1~2 次→dH_2O,2×5 分钟→干燥(37℃过夜)→用铝箔包好,室温存放备用。

注意:避免污染(尘埃等)。

经上述方法处理的载片一般可存放半年以上。

28. 封固剂

(1) 甘油-TBS 及甘油-PBS

配制方法:按比例将甘油和 TBS(或 PBS)充分混合后,置 4℃,冰箱静置;待气泡排除后方可使用。

(2) 甘油-明胶(冻)

试剂:明胶	10g
甘油	12ml
蒸馏水	100ml
香草酚	少许

配制方法:称取 1g 明胶于温热(约 40℃)的蒸馏水中,充分溶解后过滤,再加入 12ml 甘油混合均匀。少许香草酚是为了防腐。

(3) 液状石蜡

液状石蜡因含杂质少,很少引起非特异性荧光,故常用于荧光组化及免疫荧光法时标本的封固。

（4）DPX

试剂：Distrene	10g
丁二酸	5ml
二甲苯	35ml

DPX 为中性封固剂,用于多种染色方法均不易褪色,但组织收缩较明显,故应尽量使其为均匀的一薄层。DPX 现有商品出售,可直接应用。若感过于黏稠,也可加少量二甲苯稀释后应用。注意:二甲苯不可加得太多,二甲苯挥发后,片子上出现许多干燥的空泡,影响观察,遇有这种情况,可用二甲苯浸泡掉盖玻后重新封固。

29. 酶消化液

（1）0.1% 胰蛋白酶

| 试剂：胰蛋白酶 | 0.1mg |
| 0.1% 氯化钙（pH 7.8） | 100ml |

配制方法:先配制 0.1% 的 $CaCl_2$,用 0.1mol/L 的 NaOH 将其 pH 调至 7.8,然后加入蛋白酶溶解之。用前将胰蛋白酶消化液在水浴中预热至 37℃（载有标本的玻片也在 TBS 中预热至同样温度）。该消化液消化时间为 5~30 分钟。

（2）0.4% 胃蛋白酶

| 试剂：胃蛋白酶 | 400mg |
| 0.1N HCl | 100ml |

配制方法:同胰蛋白酶。消化时间在 37℃ 约为 30 分钟。

（3）0.06% Pronase

| 试剂：Pronase | 0.06g |
| 0.05mol/L TB（pH 7.5） | 100ml |

配制方法:同前。

在免疫细胞化学染色中,有时经 Formalin 过度固定的标本,常会产生过量的醛基,遮盖抗原,影响一抗与抗原的结合。用蛋白酶溶液消化,可起到暴露抗原部分的作用。消化时间应根据不同组织而异,总之,在保持组织形态不被破坏的前提下,宜尽量延长消化时间。以上 3 种酶消化液中,以第一种最为常用。

30. 蔗糖溶液

免疫细胞化学中应用的蔗糖,常用浓度为 5%~30%。一般光镜研究,仅用 20% 蔗糖处理已足矣;若制备电镜标本,在冷冻前最好经上行蔗糖（5%、10%、15%、20% 及 20% 蔗糖-5% 甘油等）处理,以确保其良好的细微结构。

（1）20% 蔗糖液

| 试剂：蔗糖 | 20g |
| 0.1mol/L PB（pH 7.5） | 至 100ml |

配制方法:先以少许 0.1mol/L 的 PB 溶解蔗糖,再加 0.1mol/L PB 至 100ml 充分混合,置 4℃ 冰箱保存。

该液多用于纯光镜研究。标本在刚放入浓度如此高的蔗糖液时常浮在上面,当标本沉到底部时即可。通常光镜标本浸泡在 20% 蔗糖液中过夜,都能达到要求。

（2）20% 蔗糖-5% 甘油

试剂：蔗糖	20g
甘油	5ml
0.1mol/L PB	至 100ml（约 95ml）

配制方法:先用少许 PB 溶解蔗糖后,再加入甘油,充分混匀,最后补足 PB 至 100ml,于 4℃ 保存备用。

该液主要用于电镜标本的处理,常浸泡过夜(其他浓度的蔗糖中常分别为2小时左右)。

蔗糖是一种廉价的防冻剂,兼有脱水的作用,它可减小标本在冷冻切片时冰晶形成的数量和大小,应用较为方便。若无试剂蔗糖(sucrose),也可用普通蔗糖(cane sugar)。配制好的蔗糖溶液放置时间超过1个月时,应重新配制。

31. Triton X-100(聚乙二醇辛基苯基醚)

免疫细胞化学中,Triton X-100常用浓度为1%和0.3%,但通常是先配制成30%的Triton X-100储备液,临用时稀释至所需浓度。

30% Triton X-100 的配制:

试剂:Triton X-100	28.2ml
0.1mol/L PBS(pH 7.3)或 0.05mol/L TBS(pH 7.4)	72.8ml

配制方法:取 Triton X-100 及 PBS(或 TBS)混合,置 37~40℃水浴中 2~3 小时,使其充分溶解混匀。用前取该储备液稀释至所需浓度。

Triton X-100 是一种非离子型表面活性剂(或称清洁剂),分子量为 646.86($C_{34}H_{62}O_{11}$)。它能溶解脂质,以增加抗体对细胞膜的通透性。1% 的 Triton X-100 常用于漂洗组织标本,0.3% 的 Triton X-100 则常用于稀释血清,配制 BSA 等。

32. 甲醇-H_2O_2液

试剂:纯甲醇	10ml
30% H_2O_2	0.1ml

配制方法:吸取 30% 的 H_2O_2 0.1ml,加入 100ml 纯甲醇中,充分混匀即可,使 H_2O_2 终浓度为 0.3%(也有的用 0.03%、0.5% 等)。

甲醇-H_2O_2处理组织标本,具有封闭内源性过氧化物酶活性的作用,但其具体机制至今仍不详。通常处理时间在室温为 5~30 分钟。注意,用 H_2O_2 处理标本,对某些抗原的抗原性有影响,故建议在使用新的抗血清或抗原时,最好同时设立非处理对照组。

33. Alsever 液(阿氏血细胞保存液,常用于保存红细胞)

葡萄糖	2.05g
枸橼酸钠	0.8g
枸橼酸	0.55g
氯化钠	0.42g
加无离子水或双蒸水至 100ml	

配好后高压灭菌 55.2kPa 20 分钟,置于 4℃冰箱内保存备用。血细胞与 Alsever 液的比例为 1:1~1:2。

34. 200mmol/L L-谷氨酰胺溶液

L-谷氨酰胺	2.922g
三蒸水	100ml

溶解后过滤除菌,分装 10ml/瓶,−20℃保存。

35. 抗生素配制(1 万 U/ml)

青霉素	100 万 U
链霉素	100 万 μg
无菌三蒸水	100ml

溶解后无菌操作分装为每瓶 1ml,−20℃保存。

36. 两性霉素 B 配制(25μg/ml)

两性霉素 B	2.5mg
三蒸水	100ml

过滤除菌,分装为每瓶 1ml,-20℃保存。

37. RPMI 1640 完全培养基

RPMI 1640 培养液	100ml
L-谷氨酰胺(200mmol/L)	1ml
抗生素(青霉素、链霉素)	1ml
两性霉素 B(25μg/L)	1ml
7.5% NaHCO₃	2.8ml
灭活小牛血清	15ml

混匀后即可使用。

38. 无血清 RPMI 1640 培养液

RPMI 1640 培养液	100ml
L-谷氨酰胺(200mmol/L)	1ml
抗生素(青霉素、链霉素)	1ml
7.5% NaHCO₃	2.8ml

混匀后即可使用。

39. TC 199 培养液

TC 199 培养基	9.9g
三蒸水	1000ml

加温溶解,加入 NaHCO₃ 1.0g,使 pH 调至 7.2,过滤除菌,分装,4℃保存。

40. Eagle MEM(minium essential medium)培养液

(1) 将 MEM(标准包装)干粉倒入 500ml 三蒸水(温度为 18~20℃)中,用另外 500ml 三蒸水冲洗 EME 包装内剩余的粉末。将二者合并,搅拌至完全溶解呈透明状。

(2) 每升 MEM 加入 2.2g NaHCO₃(或 7.5% NaHCO₃溶液 29.3ml)。同时,也可加入其他补充物如抗生素、HEPES 等。

(3) 用 1mol/L NaOH 或 1mol/L HCl 调节 pH,pH 可比需要值高出 0.1。

(4) 过滤除菌,分装,置 4℃保存。

41. Hanks 液

原液甲 NaCl	160g
KCl	8g
MgSO₄ · 7H₂O	2g
MgCl₂ · 6H₂O	2g

按顺序溶于 800ml 双蒸水

CaCl₂	2g

溶于 100ml 双蒸水中

两液混合加双蒸水至 1000ml,再加入 2ml 三氯甲烷做防腐剂。盖紧瓶塞。保存于 4℃。

原液乙　Na₂HPO₄ · 12H₂O	304g
KH₂PO₄	1.2g
葡萄糖	20g

按顺序溶于 800ml 双蒸水

0.4% 酚红溶液	100ml

将酚红液加到上述溶液中,加双蒸水至 1000ml,再加入 2ml 三氯甲烷做防腐剂。盖紧瓶塞。保存于 4℃。

用时按原液甲	1 份

| 原液乙 | 1份 |
| 双蒸水 | 1份 |

于69kPa 10分钟高压灭菌,4℃保存1个月。使用前用5.6%碳酸氢钠调pH为7.2~7.4,根据需要加青霉素或链霉素。

42. 无Ca²⁺、Mg²⁺ Hanks液

NaCl	8g
KCl	0.4g
Na₂HPO₄·12H₂O	0.152g
KH₂PO₄	0.06g
NaHCO₃	0.175g
葡萄糖	1g

加蒸馏水1000ml。溶解后115℃灭菌10分钟,置室温或4℃保存备用。

43. PRMI-1640培养液

（1） RPMI 1640

| RPMI 1640 | 20.8g |
| 三蒸水 | 1800ml |

（2） 1mol/L HEPES缓冲液

| HEPES | 11.915g |
| 三蒸水 | 50ml |

注:HEPES,N-2-hydroxyethylpiperagine-N′-2-ethane sulforic acid 为 N-2-羟乙基哌嗪-N′-2-乙磺酸,分子量238.2。

（3） 将（1）和（2）分别溶解后混合在一起,补充三蒸水至1920ml。混合后用0.22μm或更小孔径的微孔滤膜过滤除菌。分装为每瓶100ml,4℃保存。

44. 氨基黑染色液

氨基黑	1g
1mol/L醋酸	500ml
0.1mol/L醋酸钠	500ml

将染料溶解在醋酸溶液中,然后加入醋酸钠溶液。

45. 1%酚红

取1g酚红置于研钵中,加入少量1mol/L NaOH研磨,将溶解溶液移至100ml量瓶中。分批加入1mol/L NaOH研磨,直至酚红溶解,所得染液都移入量瓶中,NaOH的用量不能超过7ml。加双蒸水至100ml,过滤,置室温或4℃保存。

46. 台盼蓝染色液

（1） 2%台盼蓝水溶液

| 台盼蓝 | 2g |
| 蒸馏水 | 100ml |

称取2g台盼蓝放入研钵中,边研磨边加蒸馏水溶解。

（2） 1.7%氯化钠水溶液

临用前取（1）（2）等量混合,离心沉淀10分钟,取上清液供染色用。混合后的染液存放过久易发生沉淀,故应新鲜配制使用。

47. 0.5%伊红Y染色液

| 伊红-Y | 0.5g |
| 蒸馏水 | 100ml |

称取伊红-Y 0.5g溶解于100ml蒸馏水中,放置2天后用滤纸过滤,取滤液供染色用。

48. 瑞特（Wright）染色液

称取瑞特粉 0.1g，放入研钵中，充分研细后缓慢加入 60ml 甲醇，边加边研磨，直到染料溶解，过滤，贮存于棕色试剂瓶中，密封，经常摇动，一周后可用，保存半年以上染色效果好。

49. 吉姆萨（Giemsa）染色液

吉姆萨粉	0.5g
甘油	33ml
甲醇	33ml

先将吉姆萨粉加入甘油内，置 60℃ 水浴箱内 2 小时，再加入甲醇充分溶解，混合即可。

50. 瑞特-吉姆萨染色液

瑞特染液	5ml
吉姆萨染液	1ml
双蒸水（或 PB）	6ml

取瑞特染液 5ml，吉姆萨染液 1ml，加双蒸水或磷酸盐缓冲液（PB，pH 6.4～7.0）6ml 混匀，如有沉淀生成，则重新配制。

51. 中性红染色液

中性红	125mg
无水乙醇	65ml

取中性红 125mg 溶解于 65ml 无水乙醇中，置 4℃ 冰箱保存，使用时再以无水乙醇稀释 1 倍，如有沉淀可用滤纸过滤。

52. 吕氏碱性亚甲蓝染液

溶液 A	亚甲蓝	0.6g	95% 乙醇	30ml
溶液 B	氢氧化钾	0.01g	蒸馏水	100ml

分别配制溶液 A 和 B，配制好后混合即可。

53. 0.5mol/L pH 7.6 的 Tris-HCl 缓冲液

试剂：Tris（三羟甲基氨基甲烷）	60.57g
1N HCl	420ml
加重蒸水	至 1000ml

配制方法：先以少量重蒸水（300～500ml）溶解 Tris，加入 HCl 后，用 1N 的 HCl 或 1N 的 NaOH 将 pH 调至 7.6，最后加重蒸水至 1000ml。此液为储备液，于 4℃ 冰箱中保存。免疫细胞化学中常用的 Tris-HCl 缓冲液浓度为 0.05mol/L，用时取储备液稀释 10 倍即可。

说明：该液主要用于配制 Tris 缓冲生理盐水（TBS）、DAB 显色液。

54. 聚蔗糖-泛影葡胺分层液（密度 1.077±0.001）

（1）用双蒸水将 400g/L 葡聚糖（Ficoll，分子量 40 万）溶液或干粉配成 60g/L 溶液，其密度为 1.020。

（2）用生理盐水将 600g/L 或 750g/L 泛影葡胺（Hypaque）配成 340g/L 溶液，其比重为 1.200。

（3）取 2 份 60g/L 葡聚糖与 1 份 340g/L 泛影葡胺混合，pH 应为 7.2～7.4；一般偏酸，可用 NaHCO₃ 调节 pH。

（4）用波美比重计测密度应为 1.077±0.001，如超出 1.078，用 60g/L 葡聚糖溶液调节；如低于 1.076，用 340g/L 泛影葡胺溶液调节。

（5）过滤除菌，或 112℃ 灭菌 15 分钟。置 4℃ 保存备用，一般可保存 3 个月。

55. 肝素抗凝剂

取肝素，用 Hanks 液（或其他溶剂）稀释至终浓度为 250U/ml，112℃ 灭菌 15 分钟（或 115℃ 10 分钟）后分装，-20℃ 保存。用时按每毫升血液加 0.1～0.2ml 肝素抗凝。或按实验要求浓度配制、使用。

56. 固定剂

大多数神经激素、肽类物质为水溶性,在用于免疫细胞化学研究之前,常需固定。但肽类和蛋白质的物理、化学性质不同,因而对不同的固定方法或固定剂的反应也不尽相同。某些固定剂甚至可同时破坏和(或)保护同一抗原的不同抗原决定簇。因此,在进行免疫细胞化学研究之前,很有必要了解所要研究的物质(蛋白质或肽类)的化学性质,并根据需要来选择适宜的固定剂(或固定方法)以及改进固定条件。

目前,免疫细胞化学研究中常用的固定剂仍为醛类固定剂,其中以甲醛类和戊二醛最为常用。在此简要介绍几种目前较为常用和推荐的固定剂,以供读者选用。

(1) 4%多聚甲醛-0.1mol/L磷酸缓冲液(pH 7.3)

多聚甲醛	40g
0.1mol/L磷酸缓冲液	至1000ml

配制方法:称取40g多聚甲醛,置于三角烧瓶中,加入500~800ml 0.1mol/L磷酸缓冲液(PB),加热至60℃左右,持续搅拌(或磁力搅拌)使粉末完全溶解,通常需滴加少许1N NaOH才能使溶液清亮,最后补足0.1mol/L的PB于1000ml,充分混匀。

该固定剂较适于光镜免疫细胞化学研究,最好是动物经灌注固定取材后,继续浸泡固定2~24小时。另外,该固定剂较为温和,适于组织标本的较长期保存。

(2) 4%多聚甲醛-磷酸二氢钠/氢氧化钠

试剂:

A液:	多聚甲醛	40g
	蒸馏水	400ml
B液:	$Na_2HPO_4 \cdot 2H_2O$	16.88g
	蒸馏水	300ml
C液:	NaOH	3.86g
	蒸馏水	200ml

配制方法:A液最好在500ml的三角烧瓶中配制(方法同前),至多聚甲醛完全溶解后冷却待用。注意,在溶解多聚甲醛时,要尽量避免吸入气体或溅入眼内。B液和C液配制好后,将B液倒入C液中,混合后再加入A液,以1N NaOH或1N HCl将pH调至7.2~7.4,最后,补充蒸馏水至1000ml充分混合,4℃冰箱保存备用。

该固定剂适于光镜和电镜免疫细胞化学研究,用于免疫电镜时,最好加入少量新鲜配制的戊二醛,使其终浓度为0.5%~1%。该固定剂较温和,适于组织的长期保存。组织标本于该固定液中,4℃冰箱保存数个月仍可获得满意的染色效果。

(3) Bouin液及改良Bouin液

试剂:饱和苦味酸	750ml
40%甲醛	250ml
冰醋酸	50ml

配制方法:先将饱和苦味酸过滤,加入甲醛(有沉淀者禁用),最后加入冰醋酸,混合后存于4℃冰箱中备用。冰醋酸最好在临用前加入。改良Bouin液即不加冰醋酸。

该固定液为组织学、病理学常用的固定剂之一,对组织的穿透力较强,固定较好,结构完整。但因偏酸(pH为3~3.5),对抗原有一定损害,且组织收缩较明显,故不适于组织标本的长期保存。此外,操作时应避免吸入或与皮肤接触。

(4) Zamboni(Stefanini)液

试剂:多聚甲醛	20g
饱和苦味酸	150ml
Karasson-Schwlt PB 至1000ml	

配制方法:称取多聚甲醛 20g,加入饱和苦味酸 150ml,加热至 60℃左右,持续搅拌使充分溶解、过滤、冷却后,加 Karasson-Schwlt PB 至 1000ml 充分混合。

该固定液适于电镜免疫细胞化学,对超微结构的保存较纯甲醛为优,也适于光镜免疫细胞化学研究,为实验室常用固定剂之一。我们在应用中,常采用 2.5% 的多聚甲醛和 30% 的饱和苦味酸,以增加其对组织的穿透力和固定效果,保存更多的组织抗原。固定时间为 6 ~ 18 小时。

（5）Karnovsky 液(pH 7.3)

试剂:多聚甲醛		30g
25% 戊二醛		80ml
0.1mol/L PB		至 1000ml

配制方法:先将多聚甲醛溶于 0.1mol/L PB 中,再加入戊二醛,最后加 0.1mol/L 的 PB 至 1000ml,混匀。

该固定剂适于电镜免疫细胞化学,用该固定液在 4℃ 短时固定,比在较低浓度的戊二醛中长时间固定能更好地保存组织的抗原性和细微结构。固定时最好先灌注固定,接着浸泡固定 10 ~ 30 分钟,用缓冲液漂洗后即可树脂包埋或经蔗糖溶液后用于恒冷切片。

（6）0.4% 对苯醌(para-benzoquinone)

试剂:对苯醌	4.0g
0.01mol/L PBS	1000ml

配制方法:称取 4.0g 对苯醌溶于 1000ml 0.01mol/L 的 PBS 即可。

对苯醌对抗原具有较好的保护作用,但对超微结构的保存有一定影响,故常与醛类固定剂混合使用。一般要求临用前配制,且避免加热助溶,因加热或放置时间过长,固定液变为棕色至褐色,会使组织标本背景增加,影响观察。此外,对苯醌有剧毒,使用时避免吸入或与皮肤接触。

57. 清洁液的配制

玻璃器皿清洗液分强液和弱液两种,根据用途不同可自由选择。

稀浓度:重铬酸钾		50g
浓硫酸		100ml
自来水		850ml
浓浓度:重铬酸钾		40g
浓硫酸		800ml
自来水		160ml

先将重铬酸钾加水混匀后加热搅拌至溶解,冷却(不能让重铬酸钾结晶析出),倒入较大的器皿(耐酸塑料或瓷钵等)内,将器皿放入冷水中。再将浓硫酸缓慢加入,边加边搅拌,配好的洗液应呈酱色,无红色结晶物析出。

注意:配制好的清洁液应存放于有盖的玻璃、耐酸塑料器皿内。需要浸泡的玻璃器皿一定要干燥,如果清洁液经过长期使用已呈黑色,表明已经失效,不宜再用。由于清洁液有强腐蚀性,故操作时要特别注意,一般戴橡胶手套。

（赵晋英）

附录二　微量加样器质控及校准标准操作程序

微量加样器作为一种简便、快捷、精密的液体计量器具,已广泛用于临床实验室,已成为实验室定量移取各种液体样品或试剂必不可少的仪器设备。微量加样器的吸液量准确与否与实验结果的正确性密切相关,尤其对定量分析的影响更为显著。因此,对医学检验专业学生来说,熟练掌握微量加样器的正确使用方法是实验教学的重要目标之一。以下对如何正确地使用微量加样器及其校准等进行介绍。

【微量加样器的原理】

微量加样器是一种在一定容量范围内可随意调节的精密取液装置(俗称加样枪),基本原理是依靠装置内活塞的上下移动,气活塞的移动距离是由调节轮控制螺杆结构实现的,推动按钮带动推动杆使活塞向下移动,排除活塞腔内的气体。松手后,活塞在复位弹簧的作用下恢复原位,从而完成一次吸液过程。

【微量加样器的使用】

一个完整的移液循环,主要包括容量设定——吸液头安装——预洗吸液头——吸液——放液——卸掉吸液头等6个步骤。

1. 容量设定　加样前,应逆时针或顺时针转动微量加样器的调节旋钮,将微量加样器调至所需吸取液体量值的位置上来设定移液量。

2. 吸液头安装　正确的安装方法是:把白套筒顶端插入吸液头,在轻轻用力下压的同时,把微量加样器按逆时针方向旋转180°。切记用力不能过猛,更不能采取踩吸液头的方法来进行安装,那样做会对移液器造成不必要的损伤。

3. 预洗吸液头　当装上一个新吸液头(或改变吸取的容量值)时应预洗吸液头,应把需要转移的液体吸取、排放2~3次。预洗新吸液头能有效提高移液的精确度和重现性。这是因为第一次吸取的液体会在吸液头内壁形成液膜,导致计量误差。而同一吸液头在连续操作时液膜相对保持不变,故第二次吸液时误差即可消除。

其次,在吸取有机溶剂或高挥发液体时,挥发性气体会在白套筒室内形成负压,从而产生漏液的情况,这时就需要我们预洗4~6次,让白套筒室内的气体达到饱和,负压就会自动消失。

4. 吸液　标准吸液步骤如下。

(1) 把按钮压至第一停点。

(2) 垂直握持加样器,使吸液头浸入液样中,浸入液体深度视型号而定(附表2-1)。

附表2-1　不同加样器允许浸入液体深度

加样器型号	浸入液体深度	加样器型号	浸入液体深度
P2 和 P10	≤1mm	P5000	3~6mm
P20 和 P100	2~3mm	P10ML	5~7mm
P200 和 P1000	2~4mm		

(3) 缓慢、平稳地松开按钮,吸液样。等一秒钟,然后将吸液头提离液面。用药用吸纸抹去吸嘴外面可能附着的液滴,小心勿触及吸液头口。

5. 放液

(1) 将吸液头口贴到容器内壁并保持10°~40°倾斜缓慢放液,以免在加样的容器中形成气泡,影响后续反应。

(2) 平稳地把按钮压到第一停点。第一秒钟后再把按钮压至第二停点以排除剩余液体。

(3) 压住按钮,同时提起加样器,使吸头贴容器壁擦过。

(4) 松开按钮。

6. 卸掉吸液头　一般用力向下按吸液头推出器即可卸掉吸液头。卸掉的吸头一定不能和新吸液头混放,以免产生交叉污染。

另外,在转移高黏度液体、生物活性液体、易起泡液体或极微量液体时,很容易导致体积误差较大。为了提高移液准确性,建议采取反向移液法。

(1) 按下按钮至第二停点,将吸液嘴没入液面下,轻缓松开按钮回原点。

(2) 将吸液头在容器壁上停靠一下,以去除多余液体。

（3）将吸液头紧贴容器壁，轻按按钮至第一停点，排出液体。

（4）继续按住按钮，将留在吸液嘴中未被转移的多余液体返回原来容器或随吸液头丢弃。

【微量加样器吸头基本要求】

加样器吸液头是整个移液系统的有机组成部分，对其基本要求如下。

（1）必须有高机械、热力学和化学稳定性，且纯度高，生产过程纯净，无有机或化学物质（如染料）和重金属污染。

（2）选择密封良好的环口、薄壁和嘴口尖细的吸液头，将使得在加样时，吸液头的安装或卸脱更加容易。

（3）吸液头管壁有弹性，加样吸液时不会产生漩涡，如此加样的精密度就更高。

（4）吸液头嘴口无毛刺，表面光洁平滑，使得其沾湿性极小，可避免液体留外壁引起的误差。

（5）吸液头应与加样器上吸液头套筒密封完好，可防止由于空气泄漏而造成加样精度或准确度的误差。

（6）吸液头还应有液体容积刻度线。D200 吸液头在 $20\mu l$ 和 $100\mu l$ 处有标记；D1000 吸液头在 $300\mu l$ 处有标记，D10 吸液头在 $2\mu l$ 处有标记。

（7）吸液头应可在 103.4kPa 压力下消毒 20 分钟。如果在使用加样中，想绝对避免样品与样品、样品与加样器或样品与操作人员之间的污染，建议使用 Diamand 带滤芯吸液头。Diamand 带滤芯吸液头可以经高温消毒，其内置滤芯不会损坏。

【微量加样器的校准】

加样器的吸入容量与否与实验结果的准确性密切相关，尤其对定量分析的影响更为显著。加样器长期使用后弹簧变形、弹力减小以及器件磨损等，均可导致加样器吸入液体量出现误差。新购的加样器失准率为 1.56%，使用后可达到 21.7% ~ 47.6%，所以必须定期校准加样器。

加样器容量性能的鉴定，可依据国际标准化组织（ISO）文件 ISO/DIS8655 和国家技术监督局颁发的有关定量、可调移液器的中华人民共和国国家计量检定规程——《定量、可调移液器试行检定规程》（JJG646-1990）规定的重量测试方法。这是目前用于此类仪器有效的校准方法。实验室可根据上述文件建立本室加样器校准的标准操作程序（SOP）。

【微量加样器的维护保养】

加样器应根据使用频率进行维护，但至少应每 3 个月进行一次，具体方法如下。

1. 一般维护可用中性洗涤剂清洁，或者用 60% 的异丙醇，然后用蒸馏水反复洗涤，去除洗涤剂或异丙醇，晾干。清洁后活塞处可使用一定量的润滑剂。

2. 如果有液体进入加样器内的严重污染，可将加样器拆开后进行清洁，具体拆开步骤参照加样器说明书。

3. 高压消毒，有的加样器的吸管部分可高压消毒，但需注意的是消毒时不可超温超时，也不能挤压放置，以免造成变形。

4. 可调式移液器在不使用时应妥善地竖立放于支架上，远离潮湿及腐蚀性物质。

5. 在移液操作过程中，为防止液体进入加样器套筒内，必须注意：压放按钮时保持平稳；加样器不得倒转；吸头中有液体时不可将加样器平放。

6. 每天开始工作之前应检查移液器的外表面是否有灰尘或污物，若有则小心抹去。

（李燕琼）

1. 王兰兰,许化溪. 临床免疫学检验. 第 5 版. 北京:人民卫生出版社,2012
2. 刘辉. 免疫学检验. 第 3 版. 北京:人民卫生出版社,2010
3. 吕世静. 临床免疫学检验. 第 2 版. 北京:中国医药科技出版社,2010
4. 曹雪涛. 医学免疫学. 第 6 版. 北京:人民卫生出版社,2013
5. 金伯泉. 医学免疫学. 第 6 版. 北京:人民卫生出版社,2013
6. 丛玉隆. 实用检验医学. 北京:人民卫生出版社,2009
7. 刘辉. 临床免疫学和免疫检验实验指导. 第 2 版. 北京:人民卫生出版社,2002
8. 杨元娟. 免疫学检验实验指导. 北京:中国医药科技出版社,2009

参考答案

实验一
1. C 2. C 3. E 4. E
实验二
1. E 2. C
实验三
1. C 2. D 3. C
实验四
1. D 2. E 3. E
实验五
1. A 2. D 3. C
实验六
1. C 2. B
实验七
1. C 2. B 3. E 4. C 5. C
实验八
1. A 2. E
实验九
1. B 2. B
实验十
1. E 2. E
实验十一
1. C 2. A
实验十二
1. C 2. D 3. C 4. E 5. A
实验十三
1. D 2. C 3. E
实验十四
1. D 2. D 3. B
实验十五
1. B 2. A 3. E 4. A 5. B 6. A 7. C 8. B
实验十八
1. A 2. B 3. B
实验十九
1. A 2. E 3. C 4. D
实验二十
1. C 2. C 3. C 4. C 5. D 6. E 7. C 8. D
实验二十一
1. B 2. C 3. C 4. E
实验二十二
1. B 2. A
实验二十三
1. E 2. C
实验二十四
1. D 2. B
实验二十五
1. D 2. B 3. E 4. B 5. C
实验二十八
1. C 2. D 3. B
实验三十
1. B 2. B 3. A 4. C 5. B

154

56检